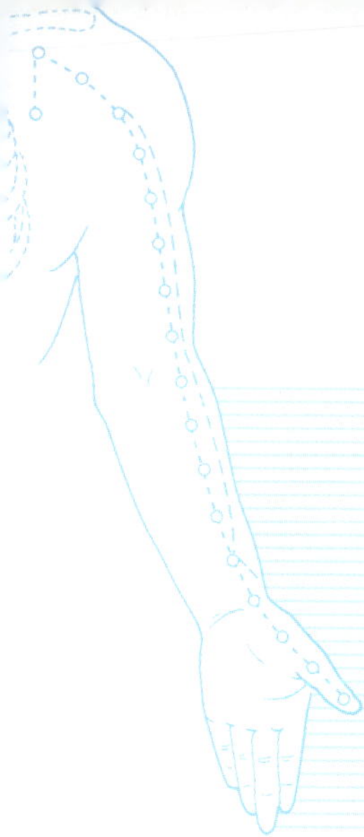

实测经络针灸疗法

主　编　郝金凯
副主编　刘茜蒨（北京大学深圳医院）
　　　　刘明铭（深圳市第二人民医院）
编　委　郝金凯　刘茜蒨　刘明铭
　　　　郝小毓　刘景鸿　郝铁明

人民卫生出版社

图书在版编目（CIP）数据

实测经络针灸疗法 / 郝金凯主编. —北京：人民卫生出版社，2008.1

ISBN 978-7-117-09557-0

Ⅰ. 实... Ⅱ. 郝... Ⅲ. 针灸疗法－经络 Ⅳ. R224. 1

中国版本图书馆 CIP 数据核字（2007）第 184898 号

实测经络针灸疗法

主　　编：郝金凯
出版发行：人民卫生出版社（中继线 010-67616688）
地　　址：北京市丰台区方庄芳群园 3 区 3 号楼
邮　　编：100078
网　　址：http://www.pmph.com
E - mail：pmph@pmph.com
购书热线：010-67605754　010-65264830
印　　刷：尚艺印装有限公司
经　　销：新华书店
开　　本：850 × 1168　1/32　　**印张**：7.75　　**插页**：2
字　　数：194 千字
版　　次：2008 年 1 月第 1 版　2008 年 7 月第 1 版第 2 次印刷
标准书号：ISBN 978-7-117-09557-0/R · 9558
定　　价：29.00 元

◎ 作者简介

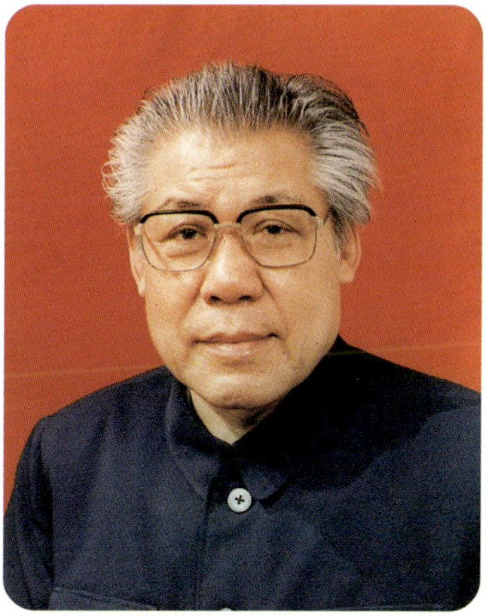

郝金凯，1927年生于北京密云县疃里村（原河北省怀柔县疃里村）。研究员。1950 年北京华北国医学院肄业，从事针灸研究50余载，出版过针灸图书《针灸经外奇穴图谱》、《针灸经外奇穴图谱（续集）》等5部及《针灸经外奇穴挂图》一套4幅。1978 年被国家卫生部聘任为《针灸学辞典》编审委员。参加审定了《中医大辞典》针灸分册。

1978 年出席全国科学大会获奖后，与中国科学院生物物理研究所祝总骧教授协作，将祝教授创立的经络生物物理测定法首先在延安应用于临床，结合吸氧，创立了实测经络针灸疗法。为提高及推广此疗法，1991 年经陕西省卫生厅批准在延安成立了“陕西省实验经络针灸研究所”，先后两次赴美讲学，在洛杉矶建立了“加州实验经络针灸研究中心”，于广东省建立了“珠海市实验经络针灸所”。

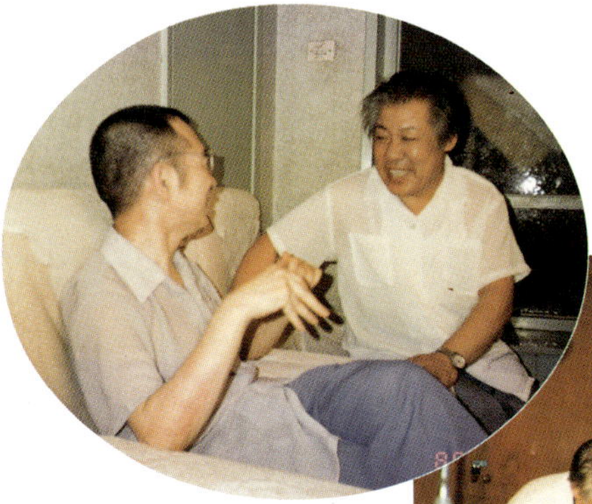

郝金凯为著名数学家陈景润教授应用实测经络针灸疗法治疗后交谈（1989 年）

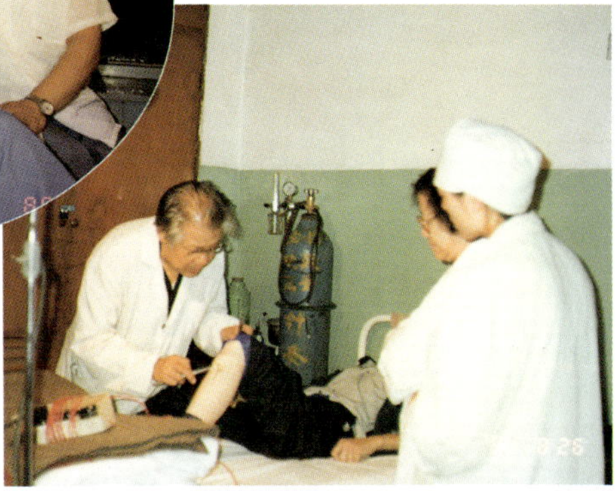

郝金凯运用实测经络针灸疗法治疗

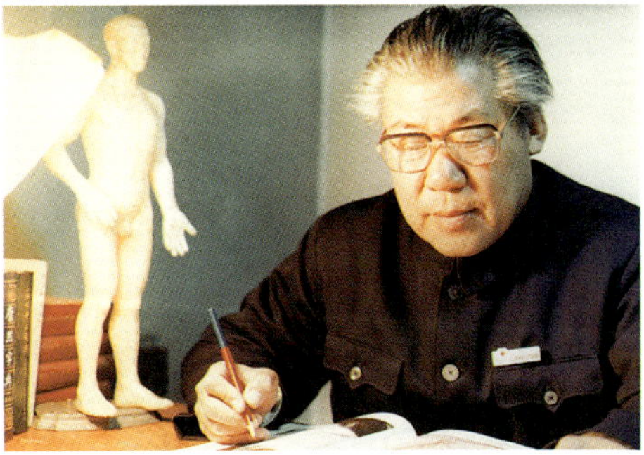

郝金凯正在进行编写

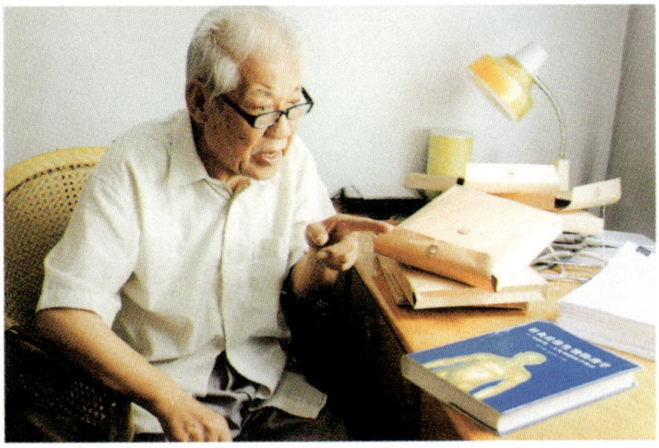

郝金凯给学生讲课

序

郝金凯教授《实测经络针灸疗法》一书的出版是令人欣慰和值得庆贺的。实测经络针灸疗法是根据中医辨证的原则，首先确定病在何经、病性如何，然后用生物物理的经络检测手段确定经脉的位置，再进行针灸治疗，同时吸氧调气血的一种疗法。郝金凯教授以及采用实测经络针灸疗法的医生经过对数十万患者的临床实践，证明了实测经络针灸疗法不仅对一般常见病有效，即使对疑、难、急、重、危病同样有效果，且无副作用。验证了《黄帝内经》所言的经络能“决死生，处百病”。该疗法具有简单、易行、经济、有效的特点，达到了调整人体体质、治疗疾病、没有副作用的非药物疗法、自然疗法的标准。

郝金凯教授是我国著名的针灸学家，曾任我院针灸科主任，现任陕西省实验经络针灸研究所所长，珠海市实验经络针灸所所长。1958 年，为支援老区的医疗卫生事业，他主动要求离开首都北京，来到当时依然贫穷落后的革命圣地延安，从此扎根延安，一干就是50年。50年来，在简陋的科研条件下，他醉心针灸，奋发图强，勇于探索，在纵横交错、四通八达的人体经络线上，寻找并叩击着一个个隐蔽的穴位，并通过这些穴位调整人体经络平衡以祛病除痛，在经络理论和针灸临床科研方面取得了丰硕的成果，出版了多本专著。

《实测经络针灸疗法》的出版，是针灸界的一件幸事。郝金凯教授已进入耄耋之年，这部书是他一生研究实测经络针灸疗法临床经验的结晶，凝结了他毕生的精力和心血，具有较高的学术价值和临床指导价值，必将对我国实测经络针灸疗法的普及发展，以及走出国门，走向世界，产生积极的推动作用。付梓之际，应作者之邀，更因钦佩和敬仰老一辈科学家严谨的治学态度、博大的胸襟和执著的求索精神，故欣然为之序。

延安大学附属医院　**马柏林**

2007年8月6日

前言

实测经络针灸疗法，即用实验的方法首先测出人体体表实测经脉线，按经络辨证在实测经脉线上仅扎一针，同时辨证吸氧的一种疗法。实测经脉线测定法，由中国科学院生物物理研究所祝总骧教授首创于1973年。1977年将此法首先在延安应用于临床，由于疗效显著，故成立了延安地区针灸研究所。

1991年经陕西省政协第六届四次会议五位委员提议，陕西省卫生厅党组研究决定成立陕西省实验经络针灸研究所，附设在延安地区医院（现更名为延安大学附属医院）内。截至1998年10月31日，门诊计158,151人次，住院收治的病人共1,284人。

1991年8月1日珠海市香洲区渔民办的实验经络针灸中心成立。由于实测经络针灸疗法疗效显著，中共广东省委常委、珠海市委书记、珠海市市长梁广大同志亲自批示，以300万元收购渔民办实验经络针灸中心的房产及医疗设备，建立了珠海市实验经络针灸所。截至2002年8月9日，共诊治70,023人次。

本书稿于1995年完成初稿。承蒙北京大学胡大一教授推荐出版，我院马柏林院长为本书撰序。谨此出版之际向所有支持本项工作的各位专家、领导及我的家人，一并致以谢意。

本书介绍的实测经络针灸疗法是在继承中医学基本理论基

础上发展起来的一项新事物，对解决广大城乡居民看病难、看病贵的医疗改革可能发挥微薄之力。但缺点和错误在所难免，敬请广大读者批评指正。

延安大学附属医院
陕西省实验经络针灸研究所　**郝金凯**
珠海市实验经络针灸所

2007年7月于延安

目 录

◇ 第一章 绪 论 ◇

◇ 第三章　疾病的治疗 ◇

第一章

绪论

第一节 经络辨证与辨证归经

辨证，是将望、闻、问、切四诊所得资料，进一步地分析综合，抓住疾病的本质，然后判断出其证候名称以及疾病的名称，为论治提供可靠的依据。

“证”与“症”，在医学上应严格区分。症是一个一个的症状；证则既包括四诊检查所得，又包括内外致病因素，全面而又具体地反映了疾病的特征、性质和这个阶段的主要症结。比症状更全面、更深刻、更正确地揭示了疾病的本质，是辨证所得的结果，如《伤寒论》之“太阳证”、“少阳证”等。

“证”与“病”的概念是不同的，如清代医学家徐灵胎说：“病之总者为病，而一病总有数证。”也就是说病可以概括证，如《伤寒论》对伤寒病以六经分证，《温热论》对温热病以卫气营血分证或三焦分证。但辨病名，其先亦必先辨证。故诊断先从辨证再进一步辨病，辨病之后又再进一步辨证。前前后后重点仍不离辨证。所以，辨证论治并不是说中医不讲究辨病，强调辨证已包括辨病于其中了。

辨证的方法有多种，都是长期临床实践中形成的。通常可分为八纲辨证、病因辨证、气血津液辨证、脏腑辨证、六经辨证、卫气营血辨证、三焦辨证与经络辨证等八种。

一、六经辨证

六经辨证的方法，是治疗外感疾患的重要依据。六经即指六种不同类型的证候群。以六经作为辨证的方法，是汉代医学家张仲景在《素问·热论》关于外感疾病论述的基础上，以十二经病候为依据而创立的。六经病证实际上基本概括了脏腑和十二经的病候。六经即是十二经的手足同名经（手足太阳、手足阳明、手足少阳、手足太阴、手足少阴、手足厥阴）的概括，可分太阳病证、阳明病证、少阳病证、太阴病证、少阴病证、厥阴病证。六经叙述的证候群，基本是十二经中手足同名经病候的精简和补充。十二经病候是包括经络和内脏的内科杂病与外感病等多种疾患，而六经辨证主要是阐明外感病的诊治，它将十二经病候中属于内科杂病方面的病证加以精简，例如十二经病候中一般都有四肢经络的症状，而在外感病中则着重阐明全身性症状，故对经络病候中的肩、臂、手腕、腿、膝、指、趾等的疼痛、热肿的症状，以及口唇㖞斜、耳聋、颊痛、水肿、癫狂、消渴、瘰疬、疝气、遗溺等内科杂病方面病证多已节略。而对外感病常见的全身症状，则根据实践经验和文献做了补充并进行分类。太阳病证即在经文的头痛、项强，腰脊疼痛的病候中补充了发热、恶风寒、脉浮等症状组成了太阳病证经病的证候群；同时又补充了腑病的证候群。阳明病证即在经的温淫（高热）、汗出、狂（谵语）、口渴引饮、腹胀等病候中增加了便秘、腹痛拒按、脉洪大或沉实等症状组成了阳明病证经病和腑病的证候群。少阳病证即在经文汗出、振寒、疟（寒热往来）、口苦、胸胁满的病候中补充了咽干、目眩、心烦、喜呕、脉弦等症状而组成了少阳病证的经病证候群；同时又补充了少阳病腑病的证候群。太阴病证、少阴病证、厥阴病证的证候群，其发展的依据亦同三阳病证有相同的情况。由此可见，六经辨证同十二经病候的关系是不可分割的。

二、八纲辨证

八纲，即阴、阳、表、里、寒、热、虚、实，是分析疾病共性的辨证方法，是各种辨证的总纲。它是通过四诊，掌握辨证资料之后，根据疾病的类别，可分为阴证与阳证；病位的浅深，可分为表证与里证；疾病的性质可分为寒证与热证；邪正的盛衰，邪盛为实证，正虚为虚证。归纳为八类证候，称为八纲辨证。其中阴阳两纲又可以概括其他六纲，即表、热、实证为阳；里、寒、虚证属阴，故阴阳又是八纲中的总纲。

八纲辨证是经络学说具体内容经过综合分析而形成的概念。八纲渊源于《内经》，《内经》提出了寒热、虚实的概念。汉代张仲景在《伤寒论》中，用阴阳、表里、寒热、虚实概括并区分病证。明代王执中将虚实阴阳表里寒热称为“治病八字”；张景岳则明确提出以阴阳为“二纲”，以表里、寒热、虚实为“六变”之说。及至清代，程钟龄进一步阐发了八纲的含义，提出审证治病不过寒热、虚实、表里、阴阳八字而已。近代《医学摘粹》(1879) 提出“八纲”一词。经络乃是阴阳表里分证的导源，十二经病候中有“气盛有余”和“气不足”等证候群，并指出“盛（实）则泻之，虚则补之，热则疾之，寒则留之”等寒热虚实辨证论治的方法。后世医家就根据这个原则来辨析阴、阳、表、里、寒、热、虚、实的具体证候，进一步发展成为八纲辨证法。

三、脏腑辨证

脏腑辨证，是根据脏腑的生理功能及病变特征，对四诊所得各种表现加以分析归纳，辨别脏腑病位及脏腑阴阳、气血、寒热、虚实等变化的辨证方法。总体上可分为脏病辨证、腑病辨证和脏腑兼病辨证三类。脏腑辨证源于《内经》，《素问·至真要大论》提出“诸风掉眩，皆属于肝”，“诸湿肿满，皆属于脾”等五脏病变的证候特点。《难经》归纳了脏腑病证的几种传变规律。汉代张仲景在《金匮要略》中除论述脏腑病变的成因、传变和治则外，还提出五脏风、寒、水、死的脉证，充实了脏腑辨证内容。其后《中藏经》指出脏腑辨证的重点是“虚实寒热”。宋代钱乙在《小儿药证直诀》中提出“五脏辨证”的概念，金代张元素在《医学启源》中归纳了脏腑虚实补泻用药式，新中国成立后中医学试用教材第3版正式启用“脏腑辨证”一词。

脏腑辨证与十二经病候有密切的联系，十二经病候中的内脏病候，已为脏腑辨证奠定了基础。从内脏病候中分析一下疾病的寒热虚实和病邪的性质，就使脏腑辨证的内容趋向丰富和系统化。例如脾脏的辨证同十二经病候关系。脾主运化水湿及水谷精微，并统摄血液在脉中运行，脾病则运化失职，血失所统。脾性喜燥而恶湿，故湿邪最易伤脾，脾虚则易生湿。临床表现为食少、腹胀、腹痛、便溏，或身重、肢懒、水肿等。易形成脾气虚弱，脾阳不振，水湿困脾，脾不统血等类证候群。同十二经中足太阴脾经病候来对照，如“舌本强，食则呕，胃脘痛，腹胀善噫，得后与气，则快然如衰，身体皆重……舌本痛，体不能摇动，食不下，烦心，心下急痛，溏瘕泻，水闭，黄疸，不能卧，强立，股膝内肿、厥，足大指不用”等。脾经的这些病候，已经把脾脏辨证中主要内容基本列入。由脾不统血而导致的出血证候群，亦是根据经络学说中“营出中焦”(《灵枢·营卫生会》)、“脾藏营”，营与血的密切关系，以及脾的大络能统全身“罗络之血”的原理并通过临床实践而形成的概念。在脾脏兼证方面，如脾肺同病，肝脾不和，脾肾阳虚，心脾两虚，脾胃不和等病证，也同经络理论有密切的联系。由此可见，脏腑辨证的方法，就是在经络病候的基础上从邪正盛衰和寒热虚实的性质进行分类而建立起来的。

四、辨证归经与十四经病候

经络辨证是依据经络的循行部位及其病候，对临床表现进行诊断的一种辨证方法。经络辨证主要是根据《灵枢·经脉》所载十二经脉及《难经》所载奇经八脉的病证加以概括而成的。经络辨证，可根据经脉循行部位，确定其病证属于哪一经的病变。如头痛，因头痛部位不同，而选经取穴也不同，前额痛，足阳明胃经行于前额，称为“阳明头痛”，治疗以取阳明经穴为主；偏头痛，少阳经循行于侧头部，故称“少阳头痛”，治疗以取少阳经穴为主；头顶痛，厥阴经会于头顶，故称“厥阴头痛”，治疗以取厥阴经穴为主；枕后痛，太阳经循行于头枕部，故称“太阳头痛”治疗以取太阳经穴为主。关于辨证归经，人体十二经脉，内联脏腑，外联肢体，故掌握十二经病病证的特征，能辨明病之所生和病机虚实之所在。例如咳喘可见于手太阴肺经，也可见于足少阴肾经。这是因为足少阴肾经，在体内循行，其直行的经脉，从肾上贯肝膈入肺中，因此，肾气不足，或肾受邪时也发生咳喘。至于怎样辨别其属肾属肺，须从两经不同系统的症状来推求。一般肺经咳喘兼肺胀，胸闷，缺盆中痛等；而肾经咳喘，则心悬若饥、善恐等症相伴出现。正如《灵枢·卫气》所说：“能别阴阳十二经者，知病之所生”。

（一）手太阴肺经病候

《足臂十一脉灸经》：“其病：心痛，心烦而意（噫）。诸病此物者，皆久（灸）臂泰（太）阴温(脉)。”

《阴阳十一脉灸经》：“是动则病：心滂滂如痛，缺盆痛，甚[则] 交两手而战，此为臂蹶（厥）。[是臂钜阴脉主] 治。其所产病：胷(胸）痛，瘛(脘）痛，[心痛]，四末痛,叚(瘕)，为五病。”

《灵枢·经脉》：“是动则病：肺胀满，膨膨而喘咳，缺盆中痛，甚则交两手而瞀，此为臂厥。是主肺所生病者：咳，上气，喘渴，烦心，胸满，腰臂内前廉痛厥，掌中热。气盛有余，则肩背痛，风寒汗出中风，小便数而欠；气虚则肩背痛，寒，少气不足以息，溺色变。”

《灵枢·胀论》：“肺胀者，虚满而喘咳。”

《灵枢·本神》：“肺气虚，则鼻塞不利少气，实则喘喝胸盈仰息。”

《灵枢·禁服》：“盛则胀满，寒中，食不化；虚则热中，出糜，少气，溺色变。”

《灵枢·五邪》：“邪在肺，则病皮肤痛，寒热，上气，喘，出汗，咳动肩背。”

《素问·厥论》：“手太阴厥逆，虚满而咳，善呕沫。”

《素问·刺热论》：“肺热病者，先淅然厥，起毫毛，恶风寒，舌上黄，身热，热争则喘咳，痛走胸膺背，不得太息，头痛不堪，汗出而寒。”

《素问·风论》：“肺风之状，多汗恶风，色皏然白，时咳，短气，昼日则差，暮则甚。”

《素问·咳论》：“肺咳之状，咳而喘息有音，甚则唾血。”

《素问·脏气法时论》：“肺病者，喘咳逆气，肩背痛，汗出，……虚则少气，不能报息，耳聋嗌干。”

《素问·阴阳别论》：“阴争于内，阳扰于外，魄汗未藏，四逆而起，起则熏肺，使人喘鸣。”

（二）手阳明大肠经病候

《足臂十一脉灸经》：“[其] 病：病齿 [痛]，□□□□。[诸] 病此物者，皆久（灸）臂阳明温(脉)。”

《阴阳十一脉灸经》：“是 [动] 则病：齿痛，朏(䪼) 种 (肿)。是齿脈(脈) 主治。其所产病：齿痛，朏 (䪼) 种 (肿)，目黄，口乾，臑痛，为五 [病]。”

《灵枢·经脉》：“是动则病：齿痛、颈肿。是主津液所生病者，目黄、口干、鼽衄、喉痹，肩前臑痛，大指次指痛不用，气有余，则当脉所过者热肿；虚，则寒栗不复。”

《灵枢·寿夭刚柔》：“气痛时来时去，怫气贲响，风寒客于肠胃之中。”

《灵枢·四时气》：“腹中常鸣，气上冲胸，喘不能久立，邪在大肠。”

《灵枢·师传》：“肠中热，则出黄如糜……肠中寒，则肠鸣飧泄。”

《灵枢·热病》：“热病，体重，肠中热。”

《灵枢·胀论》：“大肠胀者，肠鸣而痛濯濯，冬日重感于寒，则飧泄不化。”

《灵枢·邪气藏府病形》：“大肠病者，肠中切痛，而鸣濯濯，冬日重感于寒即泄，当脐而痛，不能久立。”

《灵枢·厥论》：“手阳明少阳厥逆，发喉痹，嗌肿，痓。”

（三）足阳明胃经病候

《足臂十一脉灸经》：“其病：病足中指废，胻痛，膝中种（肿），腹种（肿），乳内兼（廉）痛，□外种（肿），頯痛，尪（鼽）洒（衄），数热汗出，脞瘦，颜寒。●诸病此物者，皆（久）灸阳明温（脉）。”

《阴阳十一脉灸经》：“是动则病：洒洒病寒，喜龙，娄（数）吹（欠），颜［黑，病种（肿），病至则恶人与火，闻］木音则愓〈惕〉然惊，心肠〈惕〉，欲独闭户牖而处，［病甚］则欲［登高而歌，弃］衣［而走，此为］骭蹶（厥）。是阳明温（脈）主治。其所产病：颜痛，鼻肌（鼽），领〈頷〉［颈痛，乳痛，］心与胠痛，腹外种（肿），阳（肠）痛，膝跳，付（跗）□□，［为］十［病］。”

《灵枢·经脉》：“是动则病：洒洒振寒，善伸，数欠，颜黑，病至则恶人与火，闻木声则惕然而惊，心欲动，独闭户塞牖而处，甚则欲上高而歌，弃衣而走，贲响腹胀，是为骭厥。是主血所生病者；狂，疟，温淫，汗出，鼽衄，口㖞，唇胗，颈肿，喉痹，大腹水肿，膝膑肿痛；循膺、乳、气街、股、伏兔、骭外廉、足跗上皆痛，中指不用。气盛则身以前皆热，其有余于胃，则消谷善饥，溺色黄；气不足则身以前皆寒栗，胃中寒则胀满。”

《灵枢·决气》：“中焦受气取汁，变化而赤，是谓血。”

《灵枢·五邪》：“邪在脾胃，则病肌肉痛，阳气有余，阴气不足，则热中，善饥；阳气不足，阴气有余，则寒中，肠鸣，腹痛。”

《灵枢·邪气藏府病形》：“胃病者，腹䐜胀，胃脘当心而痛，上肢两胁膈咽不通，食饮不下。”

《灵枢·寿夭刚柔》：“怫忾贲响，风寒客于肠胃之中。”

《素问·厥论》：“阳明之厥：则癫疾欲走呼，腹满，不得卧，面赤而热，妄见而妄言。”

《素问·刺疟论》：“足阳明之疟，令人先寒洒淅，洒淅寒甚，久乃热，热去汗出，喜见日光火气，乃快然。”

《素问·热论》：“阳明主肉，其脉挟鼻，络于目，故身热目痛而鼻干，不得卧也。”

《素问·逆调论》：“胃不和，则卧不安。”

《素问·厥论》：“阳明厥逆，喘咳身热，善惊，衄、呕血。”

（四）足太阴脾经病候

《足臂十一脉灸经》：“其病：病足大指废，胻内兼（廉）痛，股内痛，腹痛，腹张（胀），復口，不耆（嗜）食，善意（噫），心口，善肘。●诸病此物者，皆久（灸）足泰（太）阴温（脉）。”

《阴阳十一脉灸经》：“是动则病：上［当］走心，使復(腹)张（胀），善噫，食欲欧［呕］，得后与气则怢然衰。是钜阴温(脈)主治。其所［产病］，□□，心烦，死；心痛与復(腹）张（胀），死；不能食，不能卧，强吹（欠），三者同则死；唐（溏）泄，死；［水与］闭同则死；为十病。”

《灵枢·经脉》：“是动则病：舌本强，食则呕，胃脘痛，腹胀善噫，得后与气则快然如衰，身体皆重。是主脾所生病者：舌本痛，体不能动摇，食不下，烦心，心下急痛，溏，瘕，泻，水闭，黄疸，不能卧，强立股膝内肿厥，足大指不用。”

《灵枢·本神》：“脾气虚则四肢不用，五脏不安；实则腹胀，经（泾）溲不利。”

《素问·风论》：“脾风之状，多汗恶风，身体怠堕，四肢不欲动，色薄微黄，不嗜食。”

《素问·厥论》：“太阳厥逆，胻急挛，心痛引腹。”

《素问·脏气法时论》：“脾病者，身重，善饥肉痿，足不收，行善瘈，脚下痛。虚则腹满，肠鸣飧泄，食不化。”

《素问·刺疟》：“足太阴之疟：令人不乐，好太息，不嗜食，多寒热汗出，病至则善呕，呕已乃衰，即取之。”

《素问·厥论》：“太阴之厥，则腹满䐜胀，后不利，不欲食，食则呕，不得卧。”

《灵枢·胀论》：“脾胀者，善哕，四肢烦悗，体重，不能胜衣，卧不安。”

（五）手少阴心经病候

《足臂十一脉灸经》：“●其病：胁痛。●诸病此物者，皆［久（灸）］臂少阴［温(脉)］。”

《阴阳十一脉灸经》：“［是动则病：心］痛，益（嗌）渴欲饮，此为臂蹶（厥）。是臂少阴眽(脈）主治。其所产［病：胁］痛，为［一病］。”

《灵枢·经脉》：“是动则病：嗌干，心痛，渴而欲饮，是为臂厥。是主心所生病者：目黄，胁痛，臑臂内后廉痛，厥，掌中热。”

《灵枢·胀论》：“夫心胀者，烦心，短气，卧不安。”

《灵枢·五邪》：“邪在心，则病心痛，喜悲，时眩仆。”

《素问·脏气法时论》：“心病者，胸中痛，胁支满，胁下痛，膺、背、肩胛间痛，两臂内痛；虚则胸腹大，胁下与腰相引而痛。”

《素问·咳论》："心咳之状，咳则心痛，喉中介介如梗状，甚则咽肿、喉痹。"

《素问·厥论》："手心主、少阴厥逆：心痛引喉，身热，死不可治。"

《素问·刺热》："心热病者，热争则卒心痛，烦闷，善呕，头痛，面赤无汗。"

（六）手太阳小肠经病候

《足臂十一脉灸经》："[其病]：臂外兼（廉）痛。●诸病此物者，皆久（灸）臂泰（太）阳温(脉)。"

《阴阳十一脉灸经》："是［动则病：嗌痛，颔种（肿)]，不可以顾，肩以（似）脱，臑以（似）折。是肩脈(脈）主治。[其所产病]：领〈颔〉[痛，喉痹，臂痛，肘］痛，为四病。"

《灵枢·经脉》："是动则病：嗌痛，颔肿不可以顾，肩似拔，臑似折，是主液所生病者：耳聋、目黄，颊肿，颈、颔、肩、臑、肘、臂外后廉痛。"

《灵枢·邪气藏府病形》："小肠病者，小腹痛，腰脊控睾而痛，时窘之后，当耳前热，若寒甚，若独肩上热甚，及手小指次指之间热，若脉陷者，此其候也。"

《灵枢·胀论》："小肠胀者，少腹䐜胀，引腰而痛。"

《素问·厥论》："手太阳厥逆：耳聋，泣出，项不可以顾，腰不可以俛仰。"

《素问·宣明五气》："大肠、小肠为泄。"

《素问·气厥论》："膀胱移热于小肠，鬲（隔）肠不便，上为口糜。"

《素问·举痛论》："寒气客于小肠，小肠不得成聚，故后泄腹痛矣。热气留于小肠，肠中痛，瘅热焦渴，则坚干不得出，故痛而闭不通矣。"

（七）足太阳膀胱经病候

《足臂十一脉灸经》："其病，病足小指废，膊(腨）痛，䏿

(郄)𦆓(攣)，脽痛，产寺（痔），要（腰）痛，夹（挟）脊痛，□痛，项痛，手痛，颜寒，产聋，目痛，𩓐(鼽)汭(衄)，数瘨(癫)疾。●诸病此物者，皆久（灸）泰（太）阳温(脉)。”

《阴阳十一脉灸经》：“是动则病：潼，头痛，□□□□，脊痛，腰似折，脾（髀）不可以运，腘如结，腨如［裂，此］为踝蹶（厥）。是巨阳脉［主治其产病：头痛、耳聋，项痛，耳彊］，疟，背痛，腰痛，尻痛，痔，胳(郄）痛，腨痛［足小指痹，为十］二病。”

《灵枢·经脉》：“是动则病：冲头痛，目似脱，项如拔，脊痛，腰似折，髀不可以曲，腘如结，踹如裂，是为踝厥。是主筋所生病者：痔，疟，狂，癫疾，头囟项痛，目黄，泪出，鼽衄，项、背、腰、尻、腘、踹、脚皆痛，小指不用。”

《灵枢·邪气藏府病形》：“膀胱病者，小腹偏肿而痛，以手按之，即欲小便而不得，肩上热，若脉陷，及足小指外廉及胫踝后皆热。”

《灵枢·始终》：“太阳之脉，其终也，戴眼，反折，瘈疭。”

《素问·热论》：“伤寒一日，太阳受之，故头项痛，腰脊强。”

《素问·厥论》：“巨阳之脉，则肿首头重，足不能行，发为眴仆。”

《素问·刺疟》：“足太阳之疟，令人腰痛头重，寒从背起，先寒后热，熇熇暍暍然，热止汗出，难已。”

《素问·宣明五气论》：“膀胱不利为癃，不约为遗溺。”

《素问·阴阳别论》：“三阳为病，发寒热。”

《素问·厥论》：“太阳厥逆：僵仆，呕血，善衄。”

（八）足少阴肾经病候

《足臂十一脉灸经》：“其病：病足热，膞(腨）内痛，股内痛，腹街、脊内兼（廉）痛，肝痛，心痛，烦心，洇□□□□舌輅□旦尚□□□数腨(喝），牧牧耆（嗜）卧以咳，●［诸］病此物［者，皆久（灸)］足少阴［温(脉)］。”

《阴阳十一脉灸经》："[是动则病：]怐(喝)怐(喝)如喘，坐而起则目瞙(眡)如毋见，心如縣(懸)，病饥，气[不足]，善怒，心肠〈愓〉，恐[人将捕之,]不欲食，面黯若灺(炧)色，欬则有血，此为骨蹷（厥)。是少[阴]眽(脈)主[治]。其[所产病：]□□□□□□□舌柝（坼)，嗌乾，上气，饐(噎)，嗌中痛，癉，耆（嗜)卧，欬，音（瘖)，为十病。"

《灵枢·经脉》："是动则病：饥不欲食，面如漆柴，咳唾则有血，喝喝而喘，坐而欲起，目䀮䀮如无所见，心如悬，若饥状，气不足则善恐，心惕惕如人将捕之，是为骨厥。是主肾所病者：口热，舌干，咽肿，上气，嗌干及痛，烦心，心痛，黄疸，肠澼，脊、股内后廉痛，痿，厥，嗜卧，足下热而痛。"

《灵枢·胀论》："肾胀者：腹满引背，央央然腰髀痛。"

《灵枢·本神》："肾气虚则厥，实则胀，五脏不安。"

《灵枢·五邪》："邪在肾，则病骨痛，阴痹。阴痹者，按之而不得，腹胀，腰痛，大便难，肩背颈项痛，时眩。"

《素问·厥论》："少阴之厥：则口干、溺赤、腹满、心痛。"

《素问·厥论》："少阴厥逆：虚满呕变，下泄清。"

《素问·风论》："肾风之状：多汗恶风，面痝然浮肿，脊痛不能正立，其色炱，隐曲不利。"

《素问·脏气法时论》："肾病者，腹大，胫肿，喘咳身重，寝汗出，憎风。"

《素问·咳论》："肾咳之状：咳则腰背相引而痛，甚则咳涎。"

《素问·刺热》："肾热病者，先腰痛、胻酸、苦渴、数饮、身热，热争则项痛而强，胻寒且酸、足下热，不欲言。其逆则项痛，员员淡淡然。"

（九）手厥阴心包经病候

《灵枢·经脉》："是动则病：手心热，臂、肘挛急，腋肿；甚则胸胁支满，心中澹澹大动，面赤，目黄，喜笑不休。是主脉所生病者：烦心，心痛，掌中热。”

《灵枢·邪客》：“心者五脏六腑之大主也……诸邪之在心者，皆在于心之包络，包络者，心主之脉也。”

《灵枢·本神》：“心气虚则悲，实则笑不休。”

《素问·厥论》：“手心主、少心厥逆，心痛引喉，身热，死不治。”

（十）手少阳三焦经病候

《足臂十一脉灸经》：“其病，产聋，□痛。●诸病［此物者，皆］久（灸）臂少阳之温（脉）。”

《阴阳十一脉灸经》：“是动则病：耳聋，烰烰朜朜，嗌种（肿），是耳脈（脈）主治。其所产病：目外渍（眥）痛，颊［痛］，耳聋，为三病。”

《灵枢·经脉》：“是动则病：耳聋，浑浑焞焞，嗌肿，喉痹。是主气所生病者：汗出，目锐眦痛，颊肿，耳后、肩、臑、肘、臂外皆痛，小指次指不用。”

《灵枢·邪气藏府病形》：“三焦病者，腹气满，小腹尤坚，不得小便，窘急，溢则水留，即为胀。”

《灵枢·胀论》：“三焦胀者，气满于皮肤中，轻轻然而不坚。”

《灵枢·本输》：“三焦者，……入络膀胱，约下焦，实则闭癃，虚则遗溺。”

《素问·厥论》：“手阳明、少阳厥逆，发喉痹，嗌肿，痓。”

（十一）足少阳胆经病候

《足臂十一脉灸经》：“其病：病足小指次［指］废，胻外兼（廉）痛，胻寒，膝外兼（廉）痛，股外兼（廉）痛，脾（髀）外兼（廉痛），脅痛，□痛，产马，缺盆痛，瘘（瘻），聋，朸（枕）痛，耳前痛，目外渍（眥）痛，脅外种（肿）。●诸［病］此物者，皆久（灸）少阳温(脉)。”

《阴阳十一脉灸经》：“是动则病，［心与胁痛，不］可以反稷（侧），甚则无膏，足外反，此为阳［蹶（厥）］，是少阳［脈

(脈) 主] 治。其所产病：□□□ [头颈] 痛，胁痛，瘧，汗出，节尽痛，脾 (髀) [外] 廉 [痛]，[□痛]，鱼股痛，[膝外廉] 痛，振寒，[足中指] 踝〈痹〉，为十二病。”

《素问·经脉》：“是动则病：口苦，善太息，心胁痛，不能转侧，甚则面微有尘，体无膏泽，足外反热，是为阳厥。是主骨所生病者：头痛，颔痛，目锐眦痛，缺盆中肿痛，腋下肿，马刀侠瘿，汗出振寒，疟，胸胁、肋、髀、膝外至胫、绝骨、外踝前，及诸节皆痛，小指次指不用。”

《灵枢·邪气藏府病形》：“胆病者，善太息，口苦，呕宿汁，心下憺憺，恐人将捕之，嗌中吤吤然，数唾，在足少阳之本末，亦视其脉之陷下者，灸之；其寒热者，取阳陵泉。”

《灵枢·始终》：“少阳终者，耳聋，百节皆纵，目系绝。”

《灵枢·胀论》：“胆胀者，胁下痛胀，口中苦，善太息。”

《素问·热论》：“少阳主胆……故胸胁痛而耳聋。”

《素问·厥论》：“少阳之厥，则暴聋颊肿而热，胁痛，胻不可以运。”

《素问·厥论》：“少阳厥逆，机关不利，机关不利者，腰不可行，项不可以顾，发肠痈……。”

《素问·刺疟》：“足少阳之疟，令人解㑊，寒不甚，热不甚，恶见人，见人心惕惕然，热多汗出甚，刺足少阳。”

《素问·五脏生成》：“徇蒙招尤，目瞑耳聋，下实上虚，过在足少阳厥阴。”

（十二）足厥阴肝经病候

《足臂十一脉灸经》：“其病，病脞瘦，多弱 (溺)，耆 (嗜) 饮，足柎(跗) 种 (肿)，疾畀 (痹)。诸病此物者，[久 (灸)]希 (厥) 阴温(脉)。”

《阴阳十一脉灸经》：“是动则 [病，丈] 夫𤸇癞[山 (疝)，妇人则少腹种 (肿)，要 (腰) 痛] 不可以卬(仰)，甚则嗌乾，面疵，是厥阴脈(脉) 主治。[其] 所产病：热中，[降 (癃)，𤸇(癞)，扁（偏）山（疝），］□□有而心烦，死，勿治殹(也)。有阳脈(脉）与之［俱］病，可治殹(也)。”

《灵枢·经脉》：“是动则病：腰痛不可以俯仰，丈夫㿗疝，妇人少腹肿，甚则嗌干，面尘脱色。是主肝所生病者，胸痛，呕逆，飧泄，狐疝，遗溺，闭癃。”

《灵枢·邪气藏府病形》：“肝脉……微急为肥气在胁下，若覆杯。缓甚为善呕……滑甚为㿗疝，微滑为遗溺……微濇为瘈挛筋痹。”

《灵枢·本藏》：“肝大则逼胃迫咽，则苦膈中，且胁下痛。”

《灵枢·胀论》：“肝胀者，胁下满而痛引小腹。”

《灵枢·五邪》：“邪在肝，则两胁中痛，寒中，恶血在内，行善掣节，时脚肿。”

《素问·咳论》：“肝咳之状，咳则两胁下痛，甚则不可以转，转则两胠下满。”

《素问·风论》：“肝风之状，多汗恶风，喜悲，色微苍，嗌干，善怒，时憎女子。”

《素问·刺热》：“肝热病者，小便先黄，腹痛，多卧，身热，热争则狂言及惊，胁满痛，手足躁，不得安卧。”

《素问·厥论》：“厥阴之厥，则少腹肿痛，腹胀，泾溲不利，好卧，屈膝，阴缩肿，胻内热。”

《素问·厥论》：“厥阴之逆，挛腰痛虚满，前闭谵言。”

《素问·六元正纪大论》：“厥阴所至为胁痛，呕泄。”

《素问·脏气法时论》：“肝气逆则头痛。”

《素问·脏气法时论》：“肝病者，虚则目䀮䀮无所见。”

《素问·至真要大论》：“诸风掉眩，皆属于肝。”

《素问·至真要大论》：“厥阴之胜，耳鸣头眩，愦愦欲吐。”

（十三）督脉病候

《素问·骨空论》：“此生病从少腹上冲心而痛，不得前后，为冲疝，其女子不孕，癃痔遗尿嗌干。”

《素问·骨空论》："督为病，脊强反折。"

《素问·风论》："风气循风府而上，则为脑风。"

《难经·二十九难》："督之为病，脊强而厥。"

（十四）任脉病候

《素问·骨空论》："任脉为病，男子内结七疝，女子带下瘕聚。"

《难经·二十九难》："任脉之为病，其内苦结，男子为七疝，女子为瘕聚。"

第二节　实测经脉线

历代针灸学家发明了不少的定穴方法。《孟子》云："不以规矩，不能成方圆。"但是规矩必须客观精确，才能得出正确的结果。厘定穴位的方法有：体表解剖标志定位法，"骨度"折量定位法，指寸定位法等。但实际应用仍不一致。明代杨继洲著《针灸大成》："宁失其穴，勿失其经"，指出经络对治病的重要性，也指出了先定经，才能选准穴位。如火车站，必须在铁路线上一样，只有找准铁路线，才能定准火车站的位置。中华民族的先哲们在2500年前发现经络学说，记载经络循行（体表及内脏循行）及病候，流传至今，但未记录测定法。因此经络竟成千古之谜。所以厘定腧穴很难做到精确，致使经穴部位的大小，众说不一，《针灸临床经验辑要》称："穴位既不是局限在某一局部的一个狭小的"点"，也不是一个无限的"面"，而是有的穴位比较大一些，有的穴位比较小一些，有的穴位就更小一些。例如，在常用的穴位中，治疗眼睛和咽喉肿痛的合谷穴就大一些，治疗聋哑症的翳风穴就小一些；治疗坐骨神经痛的环跳穴就更大一些，治疗眼睛的四白穴就更小一些。"

1973年，中国科学院生物物理研究所祝总骧教授，应用现代生理和生物物理学方法来研究经络体表循行及测定法，开始着手研究这一崭新的课题。

祝教授的研究是在我国进行大规模经络感传现象研究的基础上开展起来的，在70年代初期，具有显著循经感传现象的人在人群中极为少见。按照当时规定的标准测试法，经全国大规模的调查和统计，具有显著循经感传现象的人只占总体的1%，而不敏感者却占80%，其余的人介于二者之间。当时祝教授认为，经络学说已有两千多年的历史，是中医基本理论的重要组成部分，中医文献对经络系统有翔实的记载和具体描绘，针灸经络学说在指导临床实践中起着决定性的作用，具有“行血气、营阴阳”、“决死生、处百病”之功能，在敏感与不敏感之间不应当有一条不可逾越的鸿沟。于是期望能够运用一种简便易行的方法，把那些不敏感的人的经络显示出来。

在临床和实验室中，有两个现象促使祝教授探寻这条普遍存在的经络线。第一，一个没有显性感传的患者，往往因为经常接受针治而发展成为一个循经感传显著者，而其发展的路线总是循着经脉的循行线而逐渐推进的。因此，提示这条原为不敏感的经络，必有其特殊功能和结构上的原因。第二，在测试循经感传显著者的痛阈研究中发现，在受试者肢体上的显性感传线的宽度有时可以达到2～3cm，而呈一条敏感的带。在这条敏感带上，各点对轻微的机械刺激的触角反应是有显著差异的。一般在带的中央呈现一条最为敏感的线，这条线通过祝教授特制的祝氏经络叩击锤叩击就可以显示出来。由于以上两种现象的启发，祝教授把叩击的方法首先运用到较敏感的患者身上，测试这些患者针刺出现循经感传终止以上部分的触觉阈，初步获得成功。并在这一基础上发展到用脉冲电在井穴激发，然后循经脉线的垂直线进行等速叩击。1976年祝教授首次发现人类存在隐性循经感传线（祝氏命名而为国际公认称为

LPSC)，发现人体体表普遍（人群中95%以上）存在十四条与古典经脉线相吻合的、连续而均一的、能够重复而确切定位的、高度敏感的线。

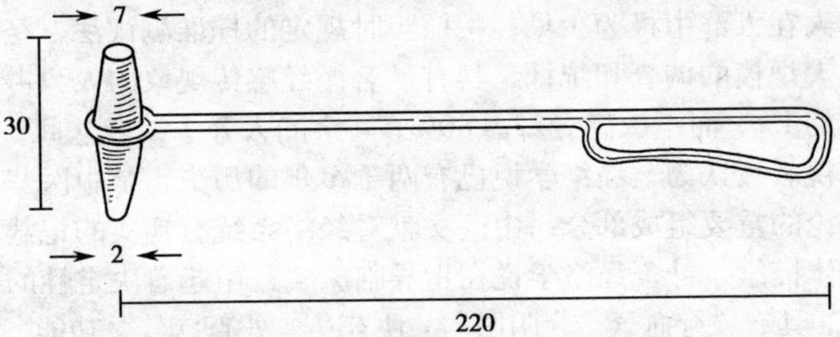

橡皮锤重量：5克　　长度单位：毫米

图1-1　祝氏经络叩击锤（祝总骧，1973）

1977年我到祝教授的实验室，看到祝教授发现隐性循经感传线（LPSC），用最简便易行的方法，解决了我自己多少年来临床实践中认为经络确实存在，但无法客观测定的难题，使我感到震惊。隐性循经感传线的测定法，符合针灸的特点。隐性循经感传线（LPSC）测定法，不仅有科学性、客观性，而且有实用性。1977年首先在延安应用于临床。隐性循经感传线对口祸(面神经炎）针刺治疗的临床观察：口祸按经络辨证属足阳明胃经病候，在胃经足三里穴至上巨虚穴段隐性循经感传线只扎一针，并给脉冲电的刺激，临床观察收到明显疗效，新发病的患者1～3周治愈，且没有面肌痉挛的后遗症发生。

1978年祝教授应用刘亦鸣、傅辛民高级工程师设计的皮肤阻抗测试仪首次发现并证明LPSC线的全程都具有连续的、均一的、较两侧皮肤阻抗为低的特性，祝教授命名为循经低阻线（LIP）。LIP线的宽度仅为1mm。

1980年祝教授发现LPSC线的全程都有发出高振声的特性，

（祝氏称为PAP线），其宽度亦为1mm。LPSC、LIP、PAP三线重合，并和古典经脉图基本吻合。由此为针灸经络学说客观证实，奠定了现代科学基础，祝氏实测经脉线基本形成。

1977年开始将隐性循经感传线（LPSC）在延安应用于临床，以后相继将循经低阻线（LIP）、循经高振动声线（PAP）在延安应用于临床。在经络辨证、辨证归经的理论指导下，应用气的原理，针刺后结合吸氧对肺气肿、肺心病、哮喘等疾病产生显著疗效。由于有了祝氏实测经脉线，1983年延安正式建立针灸科病房。住院条件是，不服用或注射任何药物，在实验的条件下，客观测出经脉线，在实测经脉线上针刺，逐渐形成了“实测经络针灸疗法”。1986年建立延安地区针灸研究所，1995年地改市，遂更名为延安市实验经络针灸研究所。1991年5月17日陕西省卫生厅党组决定在延安建立“陕西省实验经络针灸研究所”。实测经脉线是由LPSC、LIP及PAP三线重合，并与古典经脉线吻合的四重合线。LPSC虽然最早发现，但检出率占95%～98%；LIP检出率虽为100%，但设备及客观条件要求较高，特别在农村不易推广；PAP检出率为100%，仪器简单，不受条件限制，易推广。

一、循经高振动声线（PAP）测试法

循经高振动声线测试法，为中国科学院生物物理研究所祝总骧教授1980年在隐性循经感传线（LPSC）基础上所发现。祝氏称为（PAP）线，其宽度为1mm。（PAP）线具有高度定位性、重复性和普遍性（图1-2）。

1. 医疗设备及客观条件　祝氏经络叩击锤一个（见图1-1）；听诊器一个；彩色油笔一支。不受湿度和温度的影响。

2. 测试法　依据所取的穴位，按体表解剖标志、骨度及指寸定位法等传统取穴法，先确定穴位。例如取大肠经手三里穴，病人仰卧，屈肘90°角（见1-2图），取手三里穴后，可用爪甲

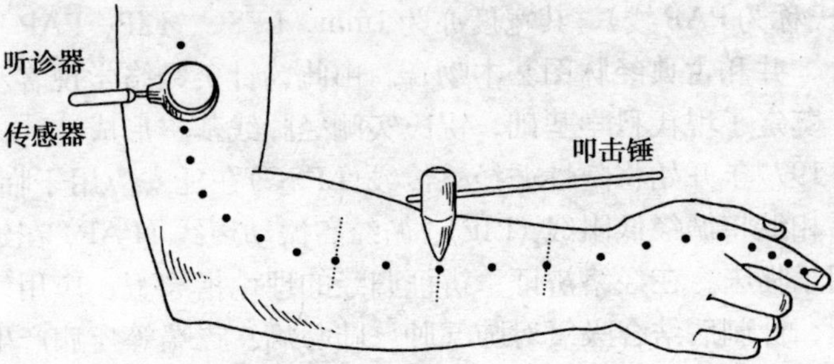

图1-2　大肠经LPSC的高振动声特性（祝总骧，1980）

压一十字为标记。将听诊器放在穴位直上，远近不限，近时声音较强，远时较弱。从手三里直下10cm，至下廉穴作一虚线，实为古典大肠经的经线,此时用祝氏经络叩击锤沿古典大肠经左右两侧距1cm垂直叩击，要求轻重一致，间距一致，成一水平直线，当小锤叩击到经脉线时，你就会听到一个音量较两侧加大、声调高亢、洪亮的音声，如叩击在空洞地方的那种嗡嗡响的声音，称之为经络高振动声（PAP）线，把这个高声点用笔标记。一共叩击三点成一直线，我们称之为手阳明大肠经手三里穴线段。针刺时先从上面扎一针，第二次再向下10cm处扎一针，这样就可连成一线，以后针刺严格在1mm宽的线上，可以上下移动，不针重穴，但左右不能移动，绝对不能偏离实测经脉线。

二、循经低阻线（LIP）测试法

刘亦鸣、傅辛民高级工程师，根据祝教授提供实验参数所设制的低频脉冲皮肤阻抗测试仪（WQ-6F30型，如图1-3）有两个特点。第一，一反过去国内外惯用的直流电或高频电作电源，而改为低频脉冲电源（频率为30～100Hz）；第二，这种脉冲电的负脉冲的电压可调，能根据不同测试条件和不同测试部位的

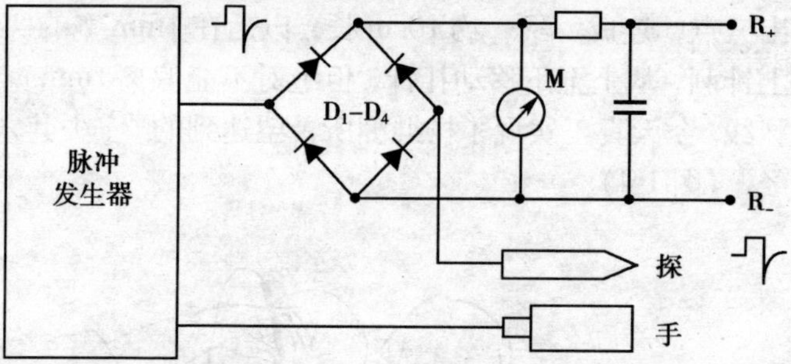

图 1-3　低频脉冲皮肤阻抗测试仪（WQ-6F30）（祝总骧、刘亦鸣、傅辛民，1978）

需要而变动。由于这两个特点，1978 年中国科学院生物物理研究所祝总骧教授首次发现并证明隐性循经感传线（LPSC）的全程都具有连续的、均一的、较两侧皮肤阻抗为低的特性，祝氏命名为循经低阻线（LIP）。LIP 线宽度仅为 1mm，亦具有高度定位性、连续性、重复性和普遍性。

1. 医疗设备及客观条件　低频脉冲皮肤阻抗测试仪（WQ-6F30）一台，屏蔽室一座；室温保持在24～26℃；相对湿度45%～65%；天热出汗时，用酒精（75%）棉球在测试部位涂擦，将汗及脂肪除去，以免影响测定结果。

2. 测试法　检查 WQ-6F30 电脉冲刺激器的输出是否正常，电及旋钮是否在“零”位，电源是否关闭，将电极插入输出孔中（串）。测试时将脉冲峰值电压从低电压（2 刻度）开始，逐渐加强，将干式参考电极握在患者手里，或用心电图夹子夹在手腕或踝关节部，夹前涂生理盐水。医生持探测电极，从距离高振动声线（PAP）两侧 1cm 处开始，以 0.5～1cm/s 的速度在皮肤上与经脉垂直扫描，所施压力一般维持在20～30g，力求速度及力量均等。根据病人耐受程度，随时调节探极负脉冲值电压，以求低阻点特异性得以充分显示，当探测电极到达经脉线时，电阻突然下降，指针就波动，这样就找出了低电阻点，同样测出三点，连成一线，约10cm长。以后在1mm宽的实测经脉线上针刺，从上至下移动扎针，但绝对不能偏离1mm宽的实测经脉线。今天真正实现了杨继洲所希望达到的“宁失其穴，勿失其经”（图1-4）。

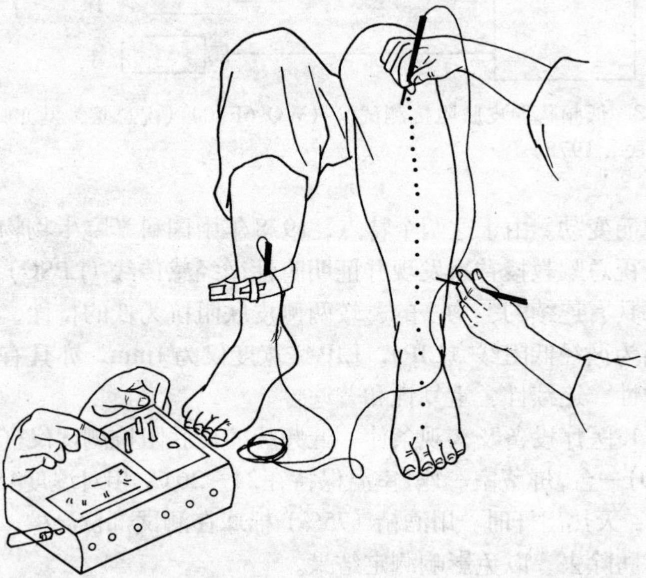

图1-4 低频脉冲皮肤阻抗（LIP）测试图（祝总骧，1978）

三、隐性循经感传线（LPSC）测试法

在被测试者的古典经脉线指、趾端的井穴上放置一个小电极（见图1-5），再把另一个大电极放在对侧的腿上，通脉冲电（电源很弱）后，井穴外就会感到麻。这时用祝氏经络叩击锤在皮肤上沿古典经脉线垂直方向叩击，只要小锤一碰到这条经脉线，病人就会觉得酸、麻、胀，有的还会感觉在上下“窜”。我们在这条线上的这个点上反复敲，证明这是一个高敏感的点，用

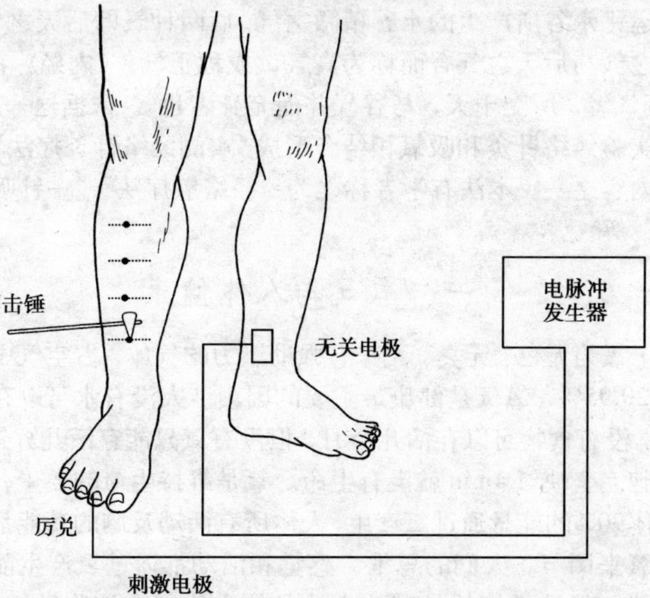

图 1-5 胃经隐性感传线的测试法示意图（祝总骧，1973）

红笔点上一个标记，然后再敲另一处，又敲出一个敏感点，把这些连起来看，正好和古典经络图符合。也就是说，用电激发和祝氏经络叩击锤叩击的方法，就能在病人身上找出一条敏感线，这条敏感线被祝教授命名隐性循经感传线（LPSC 线）。每人都存在，98% 的人都能被测出来。

以上三种测试法引自祝总骧教授主编《三一二经络锻炼法（修订版）》。

第三节 辨证吸氧

人体之气来源有三：一是先天之气，亦称元气，禀受父母，由先天之精化生而成；二是由肺吸入之清气，即氧气；三是脾胃运化水谷所产生的水谷精微之气。后两种气即后天之气，先天之气与后天之气合而称为真气，或称正气。《内经》指出："真气者，所受于天，与谷气并而充身者也"。依据这一原理，将实验经络针灸和吸氧相结合形成"实测经络针灸疗法"的基本内容之一。本法有学者称之为"经络氧疗法""一针吸氧疗法"等。

一、氧气与人体健康

氧为无色、无臭、无味有强助燃力的气体，占空气中体积的20.95%，氧气是健康最主要的因素。人没有水可以存活几周，没有食物可以存活几个月，但没有氧只能存活几分钟，脑细胞完全缺氧4min就没有生命。氧是维持生命的要素，大约身体90%的能量通过氧产生，人体所有活动及脑的功能都是通过氧来调节。人们的思维、感觉和活动都通过氧产生能量来维持。保持健康的最好的方法是使人体每个细胞供氧充分，人体健康取决于氧产生的能量。氧化作用有助于代谢、循环、同化作用、消化排泄作用，它有助于纯化血液，清除血液中的废物。充足的氧使机体的再生能力和免疫能力增强，提高抗病能力。但不能理解为吸氧越多越好。健康人不需要再另外吸氧，因为大气中含有20.95%的氧，这个数值是相当恒定的。另外对人体来说，氧不能储存，有人测定，健康成人体内存氧量只有1.0～1.5L，仅够3～4min的消耗。什么样的人需要吸氧呢？因为氧是一种药，一般用于肺功能受损不能把氧吸入体内的患者，如慢性支气管炎、肺气肿合并肺心病者、严重心功能衰竭者。吸氧的浓度，也绝非浓度越高越好。一般来说，正常人保证动脉氧分压在60～70mmHg以上，就可以满足各器官对氧的最低需求，维持器官的正常功能。浓度小于28%的氧长时间吸入无副作用，50%的氧连续供应不应超过一周，70%的氧不能超过一天，吸纯氧不超过6小时，是安全的，超过这个限度就容易发生氧中毒。

实测经络针灸疗法吸氧量一般为3～5L/min，吸30min为度。特殊情况，依病情而定。

二、氧气瓶的正确使用

1. 明确气瓶设计最高压能力。能耐高压29.42kPa（300kg/cm^2）的钢筒，灌满氧气时筒内压力可达15.691kPa（160kg/cm^2），所以氧气瓶是较安全的。使用须先经过降压装置，使导出的氧气压力减至0.196～0.294kPa（2～3kg/cm^2）。

2. 正确检查气瓶标志和漆色以防误用。国家规定：外表为天蓝色，氧字为黑色。

3. 使用高压气瓶时，人应站在出气口的侧面。应先微微开启瓶阀以检验气瓶嘴是否通畅，然后必须经减压阀减压后，才能正式放气使用。

4. 气瓶不能靠近明火，距离10m以上较为安全。不能满足10m的，不得少于5m且需用隔热措施。

紧瓶阀时，只能用手拧紧。不能用扳手等工具硬拧，以免损坏瓶阀，造成泄漏。当拧开瓶阀使用时，若听到“咝咝”声，则说明瓶阀漏气，应立即停止使用，且用粉笔在瓶身上写明漏气、退库。

5. 使用氧气瓶时，操作者要注意手上、身上不得沾有油脂类物质，瓶附近也不能存放油类。开阀门时，不要开得过快，防止氧气进入高压室时产生压缩热，引燃阀内的胶垫圈。

6. 使用气瓶时不能将全部气体用尽，应留一定压力的余气。

三、病房或门诊输氧时注意事项

1. 在病房给病人输氧时，氧气瓶要竖立固定，同时应提醒病人及其亲友，不得用油污的手和抹布触摸氧气瓶和制氧设备。有条件的医院病房如采用输氧管道集中输氧时，氧气瓶室必须加强管理，除应符合避热、禁油、防止撞击等常规要求外，氧气瓶室内不得存放任何可燃杂物，并应及时扫除灰尘，保持清洁；整个输氧系统不漏气，总控制阀和分路阀门要灵活严密，不用时必须关好；输氧管道不得用酒精的有机溶剂，可用新洁尔灭消毒剂的水溶液揩拭。

2. 在输氧气时，病房内禁止用火与吸烟等；禁止病人和家属携带煤油炉、电炉等加热食品。

3. 氧气瓶的开关、仪表、管道均不得漏气，医务人员要经常检查，保持氧气瓶的洁净和安全输氧，还要随时检查用火、用电的安全情况。加热食品也应有专门地方，炉灶应由专人管理。

四、氧气吸入器使用方法

1. 使用时先将潮化瓶灌入三分之一容量的蒸馏水。

2. 将接头旋在预备用之氧气筒上，关闭氧气流量开关。

3. 开放氧气筒的顶端的开关约四分之一，于是氧气筒内的气体压力，可从压力表的指示针上读到，从压力表的指示针可以知道氧气筒内的贮气程度，然后逐渐置放氧气流量开关，依箭头所指的开关方向旋转。以病人的需要量，将氧气流量调节至适量度数。

4. 供给病人的氧气流量，可以从氧气流量表上玻璃管内的浮标上端所指示的读数读出（L/min）。

5. 本器械各通道及开关部分，严禁接触油脂及火种，防止爆炸。

6. 流量外套管及潮化瓶系厚塑料制作，不宜高压消毒及使用有损其性能的消毒溶液。

五、氧气吸入器使用时注意事项

1. 在使用前，应先检查各部分有无损坏，并以干布揩净。

2. 氧气压力表、氧气减压器绝对禁油，否则高压氧气通过时会有爆炸的危险。

3. 氧气减压器前端有调节螺栓，螺栓为调节压力之用。顺时针方向旋转为增高输出氧气压力，反之则减低。吸入器出厂前均经校验，非必要时请勿随意旋动。

4. 潮化瓶内蒸馏水应保持清洁、勤更换。

5. 吸入器上的安全阀起保险安全活门的作用，如减压器发生故障时，气体可以从安全阀四周小孔内流出，因此不准在此处粘贴橡皮膏等物，以免流量外套管发生爆炸。

6. 进入氧气吸入治疗时、应经常注意氧气流量，其剂量可以由医生来决定。

7. 氧气吸入手续施行完毕后，应将氧气筒的开关关闭，并将流量调节开关打开，使余量氧气排除，则氧气压力表指针自然降至零位，然后关闭流量调节阀以备再用，如果再使用时，应先将氧气筒上的开关打开，再调节流量调节阀，避免流量外套管爆炸。

第四节　实测经络针灸疗法

用三种生物和生物物理测定法，即：隐性循经感传线（LPSC）、循经低阻抗线（LIP）和循经高振动声线（PAP），按《灵枢・经脉》的叙述，均可测出十二条正经和任督二脉在头、颈、躯干、四肢的循行，并可重复验证；所测得的十四条体表循行实测经脉线，有连续的均一性；经脉的全程宽度仅为1mm；这种线性经络线，一经测定，有稳定的高度定位性，LPSC、LIP和PAP三条线重合，有严格的循经性，并与古典经络图谱相吻合；这三种方法测得的经脉线在人群中具有普遍性，LPSC占95%～98%，LIP和PAP为100%；不同年龄和性别的人都能测到并可重复验证。

LPSC、LIP和PAP三种生物和生物物理方法，自1977年开始在延安应用于临床实践。首先按经络辨证，然后用LPSC、LIP和PAP定经取穴，依传统方法针或灸。如针时，在1mm宽的实测经脉线上只扎一针，简称经上一针，然后辨证吸氧。因这种针灸治疗法是实验条件下，客观地测得1mm宽的实测经脉线后施行，以达到保健和防治疾病的目的，故称之为实测经络针灸疗法（图1-6）。

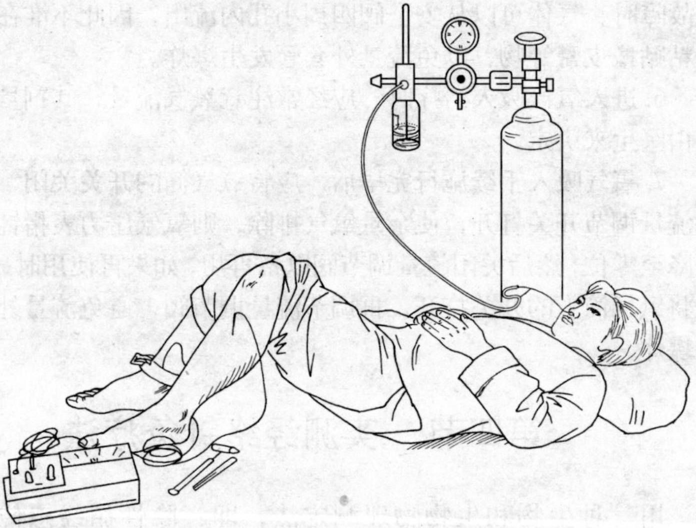

图1-6　实测经络针灸疗法模式图

经络辨证：本法以经络辨证为主。例如《灵枢·经脉》："胃足阳明之脉……是主血所生病者：狂、疟、温淫、汗出、鼽衄、口㖞、唇胗……"《灵枢·经筋》："足阳明之筋……卒口僻"，说明口㖞之病属足阳明胃经病候。通过经络辨证，以达辨证归经之目的，口㖞一病应选取足阳明胃经穴。

定经取穴：自《灵枢·经脉》始，不提某证取某穴，而是该经的病候，即：杨继洲在《针灸大成》一书中所谓"宁失其穴，勿失其经”。李梴著《医学入门》卷一载“《灵枢》杂证论某病取某经，而不言穴者，正欲人随经取用”。关键在于测定经脉线，在1mm宽的经脉线上再按中指同身寸法、折量寸法等选取腧穴的方法，由于无法客观测定经脉线，故很难精确到直径仅为1mm宽的点。例如：足三里一穴，用五种不同的方法，可测得五种不同的结果。而用三种生物及生物物理测定法，则可精确到直径为1mm宽的经脉线上的某一定点。由于此方法的创立，全部经穴均可得到精确的厘定。经脉线确定后，在该经脉线上每次只扎一针，例如：口㖞只扎足三里一针，即可奏效。

经上一针：在针刺前先测得实测经脉线，在10cm左右的经脉线上，分别用笔点2～3个点以作标记。先用碘伏棉签或棉球消毒，用碘伏棉签在经脉线上从内向外作螺旋形移动。一般消毒面积，直径有3cm左右即可。为了达到无痛进针，可采用塑料管协助进针（图1-7），现有制针厂生产的一次性无菌塑料管针。管比针的全长稍短。将左手拇中指夹住塑料管，食指将针柄的上端紧压在塑料管的一边，以防针滑动，然后在经脉线上慢慢移动针尖，并随时问病人针尖下的反应如何。根据解剖生理学的发现，在体表很小的部位内，有痛点，有不痛点，利用这个特点，进针前在经脉线上反复试找不痛点。找到不痛点后，左手拇、食指向下紧压塑料管，右手食指高举，将露出塑料管外面的针柄打下去，使迅速进入皮肤。再将塑料管去掉，进针后继续向深部捻针。得气时病人产生麻酸胀的感觉。将脉冲电针仪两个电极参考电极放在身体任何部位，一个电极夹在针柄上，然后通电，病人感到适度为止，留针30min，在留针同时吸氧达3～5L/min。

经上艾灸：在艾灸前依据经络辨证，测得实测经脉线，在经脉上进行艾卷温和灸，艾卷是由太乙神针及雷火神针发展而来。用细麻纸或易燃薄纸，紧裹艾绒卷制而成。将艾点燃的一端，靠近经脉线，距皮肤约3cm左右，熏灼，根据患者热感的反应，上下移动，调节温度，当感到施灸局部有一种温热舒适

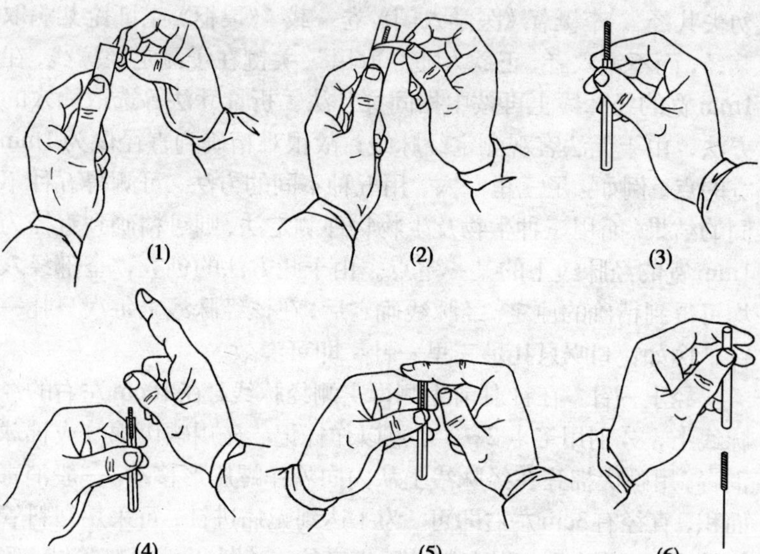

图 1-7　一次性无菌塑料管针进针示意图

感觉时，就固定不动，一般可灸10～15min。有条件的可购置工厂生产的耐高温的特制艾灸盒。将点燃的艾卷插至艾灸盒孔中，将艾灸盒放在施灸的经脉线上，可持续15～20min。在施灸时可同时吸氧，3～5L/min。

辨证吸氧：《灵枢·本藏》："经脉所以行血气而营阴阳、濡筋骨，利关节者也，"的论述，说明经络有调气血的功能。肺胀（肺气肿）有缺氧的表现，针刺后用鼻塞法吸入3～5L/min氧，留针30min，吸氧90～150L。而口㖞无明显的缺氧现象，可只针而不吸氧，故须辨证吸氧。

治疗效果：在延安自1977年开始应用本法以来，截至1998年10月31日止。门诊计158,151人次；住院收治病人1,284人。自1990年在珠海应用本法治疗患者，截至2002年8月9日止，共治疗70,023人次。口㖞104例，住院前未在面部针刺72例，治愈60例，占83.33%；住院前曾在面部针刺32例，治愈15例，占46.87%。两组经统计学处理有极显著差异（$P < 0.01$）。说明在面部针刺对口祸治疗不利。病程在3个月以内，并按计划住院治疗者75例，治愈74例，治愈率为99%，无1例发生面肌痉挛。

肺气肿、肺心病，住院3周以上者97例，实验经络针灸组59例，58例有效，1例无改变，有效率为98.3%。为了观察针刺实测经脉线上肺功能变化的即时效应，采用FJD－80型肺量计，测用力呼气肺活量（FVC）。条件相同，仅在实测经脉线上和实测经脉线外1cm的差别针刺。结果有明显差异。在实测经脉线上针刺1秒率升高者占73.24%；在实测经脉线外1cm针刺，1秒率升高者占19.57%。

预防人工流产手术综合征共观察810例，实验经络针刺组516例，仅5例发生呕吐，手术疼痛明显者5例，人流综合征发生率占1.94%；传统针刺组111例，人流综合征发生率占73.87%；空白对照组人流综合征发生率为98.91%。

对帕金森综合征、冠心病、双侧心房海绵状血管瘤、哮喘等都收到显著疗效。

结论：①从实验经络针灸临床证实，三种生理及生物物理方法所测经络是真实可靠的；②对疑难病证的治疗，证明经脉可以“决生死、处百病”的论断是科学的；③经络的客观证实，不仅对中医学、针灸学发生巨大影响，而且也必将引起其他生物科学的变革。

第二章

十四经体表循行实测经脉线及其腧穴

第一节　手太阴肺经体表循行实测经脉线及其腧穴

一、手太阴肺经经脉循行古代文献

《足臂十一脉灸经》:“臂泰（太）阴温(脉)：循筋上兼（廉），以奏（凑）臑内，出夜（腋）内兼（廉），之心。”

《阴阳十一脉灸经》甲本：“臂巨阴脉：在于手掌中，出内阴两骨之间，上骨下廉，筋之上，出臂内阴，入心中。”

《灵枢·经脉》:“肺手太阴之脉，起于中焦，下络大肠，还循胃口，上膈，属肺，从肺系横出腋下，下循臑内，行少阴、心主之前，下肘中，循臂内上骨下廉，入寸口，上鱼，循鱼际，出大指之端；其支者，从腕后直出次指内廉，出其端。”

《灵枢·邪客》:“手太阴之脉，出于大指之端，内屈，循白肉际，至本节之后太渊，留以澹，外屈，上于本节下，内屈，与阴诸络会于鱼际，数脉并注，其气滑利，伏行壅骨之下，外屈，出于寸口而行，上至于肘内廉，入于大筋之下，内屈，上行臑阴，入腋下，内屈，走肺。此顺行逆数之曲折也。”

二、对手太阴肺经体表循行的不同理解

1. 手太阴肺经是始自中府还是始自云门有三种理解

——始自云门者：如《标幽赋》、《蠡海集》、《经脉纂要》、《锦囊秘录》、《针灸经穴图考》、《针灸甲乙经》及王宏亮“穴起云门非中府之管见”（湖北中医杂志，1983，〈5〉：56）均认为肺经穴始自云门。

——始自中府者：如《铜人腧穴针灸图经》、《十四经发挥》、《针灸聚英》、《针灸大成》、《医宗金鉴》、《类经图翼》等书均认为始自中府。

——中府云门二穴兼始者：明代汪机所著《针灸问对》则先是称：“十二经始于手太阴之云门，以次相传，终于足厥阴之期门。”后又称：“太阴肺出于中府。”

2. 肺经腕后支脉的分出部分，存在两种不同的理解：

——腕后支脉从列缺分出的，以《十四经发挥》和《类经》为代表，多数针灸学家均依此法。

——腕后支脉从列缺上方分出，并将列缺划在该分支上。以《针灸学手册》及《经络》的插图如此。

3. 肺经循行在列缺部走向存在三种不同的理解：

——自孔最至列缺直线连接，由列缺至经渠也用直线连接，形成了一个约130度钝角，即“多转折、多死角”的“单线盘曲”。

——根据“直行为经”将曲折联系的经穴列缺置别行的支脉上，甚至经线之外。

——作为腧穴归经线路的经穴图用直线连接，而作为经脉循行示意的经脉图用弧线连接，形成圆滑自然的弧线弯曲。

三、手太阴肺经体表实测经脉线循行定位

本项工作是由徐瑞民、祝总骧、郝金凯、李明生完成的。《手

三阴经皮部经脉线的生物物理学全息测定》(中国中医基础医学杂志，1998，12〈4〉：42-44)，目的：测定手三阴经皮部经脉线的生物物理学全息特征。方法：应用隐性循经感传，低阻抗和高振声三种生物物理学方法，对手臂阴面，即手三阴经皮部范围进行全息测定。结果：20例受试者均能测出与经典手三阴经相符的实测经脉线。三种方法所测三种实测经脉线相互重合，其宽度1mm。结论：实验表明，手三阴经均有支脉分出。实测到的经脉支脉，与传统经络理论的记载一致。通过实验，发现手三阴皮部（臂部内侧）范围内共有7条实测经脉线存在，其中心包经3条，肺经和心经各2条，这也进一步证明了传统经络理论记载的准确性。

自中府穴（胸前壁的外上方，肩胛骨喙突高点直下，平第一肋间隙）直向上方至云门穴（肩甲骨喙突上方锁骨下窝凹陷处）。自云门穴向外下折向肩部以弧形线至肩Ⅱ点（腋前皱襞与锁骨肩峰端连线上1/3点）再达肩Ⅰ点（腋前皱襞与肩峰连线之中点）。又从肩Ⅰ点直下沿肱二头肌桡侧缘直达尺泽穴（平肘横纹，肱二头肌腱桡侧凹陷处）。从尺泽直达太渊穴（腕掌横纹桡侧，桡动脉搏动处）。从太渊穴循手掌大鱼际桡侧缘经鱼际穴（第一掌骨桡侧中点，赤白肉际处）抵达拇指末节桡侧的少商穴（手拇指末节桡侧距指甲角0.1寸）。此线称Ⅰ线或主线，宽约1mm。

手太阴肺经实测经脉线Ⅱ线或支线：从主线的肩Ⅰ点（腋前皱襞与肩峰连线之中点）向外侧别出，沿主线之外与主线并行，相距约1cm，达前臂远端距腕横纹1.5寸左右又复会合主线。此线称手太阴肺经实测经脉线的Ⅱ线或支线。宽度为1mm。

从主线腕横纹上的1.5寸处，向外侧分出另一支线，沿手背第二掌骨桡侧至食指桡侧的商阳穴（食指桡侧外甲角约0.1寸），与手阳明大肠经相衔接。

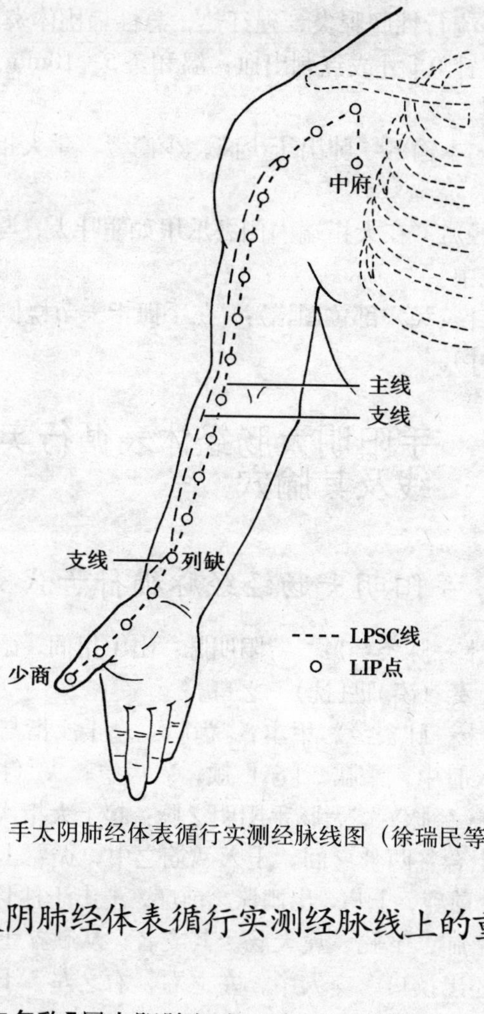

图 2-1-1 手太阴肺经体表循行实测经脉线图（徐瑞民等，1988）

四、手太阴肺经体表循行实测经脉线上的重点腧穴

少商

【类属与名称】属太阴肺经穴。名见：《灵枢·本输》。少商 Shao shang （LU11）。别名：鬼信。

【定经取穴】位于手拇指指甲基底部桡侧缘，测拇指桡侧爪甲 0.1 寸实测经脉线（纵线），在拇指甲基底部划一横线，纵横 2 线交点是穴，左右手计 2 穴。

【主治】流行性腮腺炎，猩红热，急性扁桃体炎。

【针灸】针 0.1 寸或点刺出血；温和灸 5～10min。

【引证】

《灵枢·本输》：“肺出于少商，少商者，手大指端内侧也，为井木。”

《玉龙经》：“在大指端内侧去爪甲如韭叶大，与爪甲根齐，白肉际宛宛中。”

《标准针灸经穴部位图谱》：“在手拇指末节桡侧，距指甲角 0.1 寸（指寸）。”

第二节 手阳明大肠经体表循行实测经脉线及其腧穴

一、手阳明大肠经经脉循行古代文献

《足臂十一脉灸经》：“臂阳明脉：出中指间，循骨上廉，出臑□□上，奏（凑)湛(枕)，之口。”

《阴阳十一脉灸经》甲本：“齿脉：起于次指与大指上，出臂上廉，入肘中，乘臑，[穿] 颊，入齿中，夹（挟）鼻。”

《灵枢·经脉》：“大肠手阳明之脉：起于大指次指之端，循指上廉，出合谷两骨之间，上入两筋之中，循臂上廉，入肘外廉，上臑外前廉，上肩，出髃骨之前廉，上出于柱骨之会上，下入缺盆，络肺，下膈，属大肠。其支者，从缺盆上颈贯颊，入下齿中，还出挟口，交人中，左之右，右之左，上挟鼻孔。”

《灵枢·邪气藏府病形》：“大肠合入于巨虚上廉。”

二、对手阳明大肠经体表循行的不同理解

1. 大肠经的臂臑穴是否络于手少阳三焦经之臑会穴 《针灸甲乙经》、《外台秘要》、《铜人腧穴针灸图经》、《圣济总录》、

《资生经》、《十四经发挥》、《针灸聚英》、《针灸大成》均记作臂臑络臑会。《经络学图说》、《经络挂图》表示了由臂臑向臑会发支脉联络。

罗济民在“浅谈交会穴”(《上海针灸杂志》,1984,〈4〉:27)一文中认为:“此均为误传……《发挥》载‘与手足太阳及蹻脉会于臑腧’,《八脉考》增入交会穴臂臑,但无根据,故疑臂臑为臑腧之传误。”近代其他各家著述及绘图均未作表述。

2. 对“上出于柱骨之会上”的柱骨有不同的理解 一种认为柱骨即现代解剖学上的锁骨,柱骨之会是胸锁关节处。而柱骨之会上是指天鼎,本经应从肩髃到巨骨,直到天鼎,不应折向大椎。如刘山永“《灵枢·骨度》柱骨辨”(《中国针灸》,1986,〈2〉:55)。类似的经脉循行图如《针灸学手册》、《中医基础理论》等,均如此标示。

另一种认为柱骨即颈椎骨,柱骨之会上为大椎穴。本经自肩髃,巨骨等至肩上与大椎交会后,前入缺盆,上颈贯颊。如《类经图翼》、《十四经发挥》等书及现代大多数针灸书籍、教材。

3. 对“贯颊,入下齿中,还出挟口”一段,各家理解不同。如:

《说文解字》:颊,面旁也。

《经络学》:部位偏向中央,成了贯“颏”。

《针灸学》(上海中医学院)、《针灸学手册》:对“入下齿中”未作明确表示,故对“还出挟口”也就不好处理。

《经络学》(天津中医学院)把承浆作为交会穴。

4. 在“交人中,左之右,右之左,上挟鼻孔”一段,对禾髎与人中的排列次序处理不同。如:多数书籍把禾髎至于人中之后,而《中国针灸学概要》、《针灸学手册》较少数书籍将禾髎置于人中之前。

三、手阳明大肠经体表实测经脉线循行定位

本项工作由中国人民解放军309医院，中国科学院生物物理研究所等于1971年首先发现并测定完成（经络敏感人经络现象的初步研究，见：《针刺麻醉资料选编》(2)，北京人民出版社，1973，16-59）。

本经循行起始于食指桡侧末端的商阳穴，在食指末节桡侧，距指甲角0.1寸（指寸），沿食指桡侧缘，出第一、二掌骨向近第二掌骨的桡侧缘，进入阳溪穴（在腕骨横纹桡侧，手拇指向上翘起时，当拇指伸肌腱与拇长伸肌腱之间的凹陷中）。沿前臂伸侧桡侧缘，进入肘关节伸侧桡侧缘的曲池穴（在肘横纹外侧端，屈肘，当尺泽与肱骨外上髁连线中点）。经上臂伸侧桡侧缘直达肩峰部的肩髃穴（在肩部，三角肌上，臂外展，或向前平

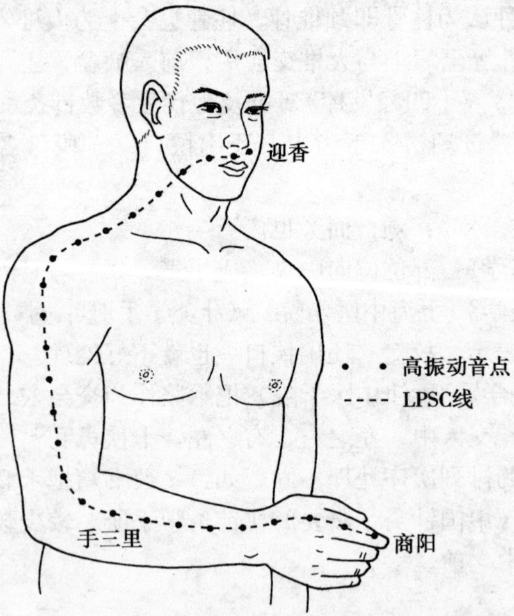

图2-2-1 手阳明大肠经体表循行实测经脉线图（祝总骧等，1973）

伸时，当肩峰前下方凹陷处）。沿肩部向颈外侧部抵扶突穴（颈外侧部，结喉旁，当胸锁乳突肌的前、后缘之间）。向上行通过面颊，直抵面部人中沟部的水沟穴（在面部，当人中沟的上三分之一与中三分之一交点处）。左边的向右，右边的向左，上夹鼻孔的口禾髎穴（在上唇部，鼻孔外缘直下，平水沟穴）向上达迎香穴（在鼻翼下外缘中点旁，当鼻唇沟中）。

四、手阳明大肠经体表循行实测经脉线上的重点腧穴

手三里

【类属与名称】属手阳明大肠经穴。名见:《针灸甲乙经》。手三里 Shou san li （LI10）。别名：三里，鬼邪，上三里。

【定经取穴】位于前臂伸侧桡侧缘，测阳溪与曲池连线之实测经脉线（纵线），在肘横纹下2寸划一横线，纵横2线交点是穴。左右计2穴。

【主治】流行性腮腺炎，急性气管－支气管炎，细菌性肺炎，单纯性甲状腺肿，颈淋巴结结核，丹毒，桡神经麻痹，嗅觉障碍，萎缩性鼻炎，急性鼻炎，慢性鼻炎，过敏性鼻炎，鼻出血，慢性鼻窦炎，鹅口疮，成人牙周炎，酒皶鼻，下牙拔除术针麻，甲状腺手术针麻。

【针灸】针 0.3～0.8 寸，针感麻酸至腕；温和灸 5～10min。

【引证】

《针灸甲乙经》:“手三里在曲池下二寸，按之肉起，兑肉之端。”

《标准针灸经穴部位图谱》:“在前臂背面桡侧，当阳溪与曲池连线上，肘横纹下2寸。”

第三节　足阳明胃经体表循行实测经脉线及其腧穴

一、足阳明胃经经脉循行古代文献

《足臂十一脉灸经》:“足阳明温(脉),循胻中,上贯膝中,出股,夹(挟)少腹,上出乳内兼(廉),出膉(嗌),夹(挟)口,以上之鼻。”

《阴阳十一脉灸甲本》:“[足]阳明脉:[系]于骭骨外廉,循骭而上,穿髌,出鱼股□□□□,穿[乳],穿颊,[出目外]廉,环[颜]□。”

《灵枢·经脉》:“胃足阳明之脉,起于鼻之交頞中,旁纳太阳之脉,下循鼻外,入上齿中,还出挟口,环唇,下交承浆,却循颐后下廉,出大迎,循颊车,上耳前,过客主人,循发际,至额颅;其支者,从大迎前下人迎,循喉咙,入缺盆,下膈,属胃,络脾。其直者,从缺盆下乳内廉,下挟脐,入气街中;其支者,起于胃口,下循腹里,下至气街中而合,以下髀关,抵伏兔,下膝髌中,下循胫外廉,下足跗,入中指内间;其支者,下膝三寸而别,下入中指外间;其支者,别跗上,入大指间,出其端。”

二、对足阳明胃经体表循行的不同理解

1. 本经是否存在承浆穴左右交叉的问题　各家大多略同,本经在同侧循行。祝总骧等在“隐形循经感传线和循经低阻线的初步研究”(《中国针灸》,1987,〈3〉:40)一文中所提供的感传图则更给本经同侧循行提供了证据。

《经脉图解》:“绕至承浆穴左右交叉,左边经脉交叉到右边,右边交叉到左边。”陈得心在“足阳明胃经循行路线质疑”(《中医杂志》,1983,〈5〉:78)一文中,根据《十四经发挥》所载

本经循行图，认为:“从左脸下行，左右大迎穴前行向右侧胸腹、下肢。”

2. 本经“循发际，至额颅”一段，对足少阳胆经悬颅穴是否为本经交会穴，有不同意见。认为悬颅不是交会穴的，如:《针灸甲乙经》、《外台秘要》、《铜人腧穴针灸图经》、《十四经发挥》、《针灸学》、《经络学》。列为交会穴的，如:《经络挂图》、《经穴汇解》、《针灸大成》、《循经考穴编》、《类经图翼》、《针灸聚英》。

3. “下乳内廉”的问题　《足臂十一脉灸经》:“上出乳内廉”。《灵枢·骨度》、《黄帝内经太素》，本经该段循行应是“循乳晕内侧缘垂直线走行”。

近代各家却都将本经画在乳中线上，谢君国、徐瑞民、于书庄、黄时富、祝总骧在“胃经隐性感传线的定位及其低阻抗性的实验研究”（第四届全国经络会议资料，昆明，1983）一文中指出，胃经隐性循行感传线与低阻抗线，在胸部均从乳中线通过。

4. 本经循行的小腿段，存在着丰隆连接方式的问题　《十四经发挥》、《类经图翼》、《经络挂图》各家仍多作与丰隆曲折连接。

《经络学》、《针灸学》等将丰隆单独在分支线上连接。谢君国、徐瑞民、于书庄、黄时富、祝总骧在“胃经隐性感传线的定位及其低阻抗性的实验研究”（第四届全国经络会议资料，昆明，1983）一文认为“从膝膑以下，经小腿、足背以及中趾间，LPSC Ⅰ线与《灵枢·经脉》的主支的论述完全符合，而LPSC Ⅱ线则和‘下膝三寸而别’的分支相一致。”所以丰隆没有曲折，应在分支支线上连接。

三、足阳明胃经体表实测经脉线循行定位

本项工作由谢君国、徐瑞民、于书庄、黄时富、祝总骧参加下完成（“足阳明胃经的生物物理学定位”，祝总骧等主编，针灸经络生物物理学，北京出版社，1989，266-272）。应用隐性感

传线（LPSC）、低阻线（LIP）、和高声线（PAP），证明三线在胃经的全程相互重合，与胃经经典线非常一致。①胃经隐性感传线的出现率：在51例受试者经97人次测试，共叩击LPSC阳性点计2280次。隐性感传线的阳性出现率为98%。②胃经下肢段隐性感传线定位：在50例95人次隐性感传线阳性测试中，其中43例下肢的LPSC为两条并行线，一条与标准线接近或基本重合，称为Ⅰ线；另一条在Ⅰ线外侧1～2cm处，称为Ⅱ线，这两条线在髌骨外侧逐渐会合，之后在髌骨以上又逐渐分离。③胃经隐性感传线全程的定位：在胃经隐性感传线下肢段的测试过程中，选择10例隐性感传显者进行了胃经全程在体表走行的测试。下肢段为两条并行的线；膝关节处有会合、分离，足背部为三条分支。在近髀关、气冲、不容、乳根穴附近均有曲折。在腹部隐性感传线距腹正中线4～4.5cm，胸部为乳中线，头颈部与经典线位置基本一致。④胃经皮肤低阻点（LIP）、叩诊高声点（PAP）与隐性感传线（LPSC）的符合率：在低频脉冲刺激厉兑穴5min后进行叩击测试隐性感传线的阳性点，有70人次同时进行皮肤低阻点测试；有35人次同时进行叩诊高声点的测试，并与相应位置的隐性感阳性点进行对照。结果绝大多数点，用三种方法测试的位置基本符合。由此可见，运用LPSC、LIP和PAP进行测定所描绘的胃经循行线，基本和古典经脉图互相对应。

1. 头面部　始自承泣（在面部，瞳孔直下，当眼球与眶下缘之间），向下直行至地仓（在面部，口角外侧，上直瞳孔），折向中央与任脉承浆（当颏唇沟的正中凹陷中）相交会。沿下颌骨折返向大迎（在下颌角前方，咬肌附着部的前缘，当面动脉搏动处），继续直行向下颌角前上方的颊车（在面颊部，下颌角前上方约一横指，当咀嚼时咬肌隆起，按之凹陷处）。从颊车折向上方经过下关（在面部耳前方，当颧弓与下颌切迹所形成的凹陷中）。向上直行沿发际直达头维（在侧头部，当额角发际上

0.5寸，头正中线旁4.5寸）。

2. 颈部　它的支脉，从大迎前向下，经颈总动脉搏动处的人迎（在颈部，喉结旁，当胸锁乳突肌的前缘，颈总动脉搏动处）向下直达锁骨上缘的气舍（在颈部，当锁骨内侧端上缘，胸锁乳突肌的胸骨头与锁骨头之间）。沿锁骨上缘向外折向锁骨上窝中央的缺盆（在锁骨上窝中央，距前正中线4寸）。

3. 胸腹部　从锁骨上窝中央的缺盆向下直行经乳中（在胸部，当第4肋间隙，乳头中央，距前正中线4寸），直达乳根（在胸部，当乳头直下，乳房根部，第5肋间隙，距前正中线4寸）。由乳根向下向中线与乳线之间向腹部折行，至不容（在上腹部，当脐中上6寸，距前正中线2寸），从不容又折向下直行，夹脐两旁2寸，经上腹部至下腹部腹股沟稍上方的气冲（在腹股沟稍上方，当脐中下5寸，距前正中线2寸）。

4. 大腿部

Ⅰ线：由气冲向外向下折向大腿前面的髀关（在大腿前面，当髂前上棘与髌底外侧端的连线上，屈股时，平会阴，居缝匠肌外侧凹陷中）。由髀关向折后直行于大腿前侧，直达膝部外侧的犊鼻（屈膝，在膝部，髌骨与髌韧带外侧凹陷中）。

Ⅱ线：从腹股沟稍下方与Ⅰ线分离，在Ⅰ线外侧1～2cm处并行，逐渐循行至髌骨外又与Ⅰ线会合。

5. 小腿与足部

Ⅰ线：从膝部外侧的犊鼻向下直行于胫骨前嵴腓侧，经足三里（在小腿前外侧，当犊鼻下3寸，距胫骨前缘一横指）。继续向下直行至足背与小腿交界处的横纹中央凹陷的解溪（在足背与小腿交界处的横纹中央凹陷中，当拇长伸肌腱与趾长伸肌腱之间），沿足背至足第2趾末节腓侧的厉兑（在足第2趾末节外侧，距趾甲角0.1寸）。

Ⅱ线：从Ⅰ线的足三里向外侧别离，距Ⅰ线外侧约1～2cm并行，经丰隆（在小腿前外侧，当外踝尖上8寸，距胫骨前缘二横指），向下与Ⅰ线并行，进入中趾外侧趾缝，出中趾末端。

Ⅲ线：从足背Ⅰ线的冲阳（在足背最高处，当拇长伸肌腱与趾长伸肌腱之间，足背动脉搏动处）分出，进入大趾趾缝，出大趾胫侧末端。

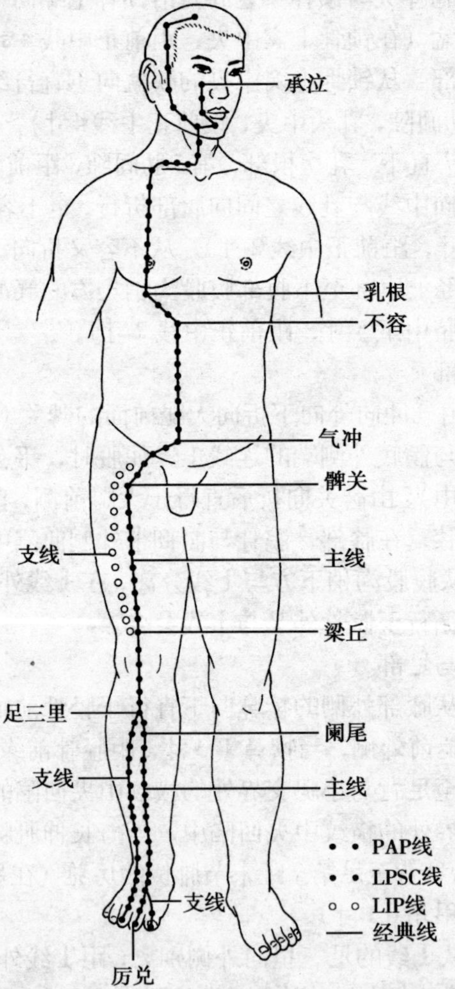

图 2-3-1 足阳明胃经体表循行实测经脉线图（谢君国等，1982）

四、足阳明胃经体表循行实测经脉线上的重点腧穴

（一）梁丘

【类属与名称】属足阳明胃经穴，名见：《针灸甲乙经》。梁丘 Liang qiu （ST34）。别名：鹤顶，跨骨。

【定经取穴】位于大腿伸侧远端，测髀关与犊鼻连线之实测经脉线（纵线），在髌底上2寸划一横线，纵横2线交点是穴。左右计2穴。

【主治】反流性食管炎，食管－贲门失弛缓症，急性单纯性胃炎，慢性胃炎，幽门梗阻，消化性溃疡，急性胰腺炎。

【针灸】针0.3～0.5寸，感麻酸至膝；温和灸10～15min。

【引证】

《针灸甲乙经》："梁丘，足阳明郄，在膝上二寸。"

《千金》："在膝上二寸，两筋间。"

《标准针灸经穴部位图谱》："屈膝，在大腿前面，当髂前上棘与髌底外侧端的连线上，髌底上2寸。"

（二）足三里

【类属与名称】属足阳明胃经穴，名见：《圣济总录》。足三里 Zu san li （ST36）。别名：三里，下陵，胃管，鬼邪，下三里。

【定经取穴】位于小腿伸侧，距胫骨前缘一横指（中指）。测犊鼻至解溪之实测经脉线（纵线），在犊鼻下3寸划一横线，纵横2线交点正当Ⅱ支线分叉处是穴。左右计2穴。

【主治】毒瘾，流行性腮腺炎，猩红热，细菌性痢疾，支气管哮喘，慢性阻塞性肺疾病，细菌性肺炎，心律失常，急性风湿性心肌炎，单纯性甲状腺肿，糖尿病，肥胖症，急性乳腺炎，乳腺囊性增生病，丹毒，三叉神经痛，面神经炎，腓总神经麻痹，多发性神经炎，帕金森病，急性咽炎，痤疮，慢性咽炎，急性喉炎，慢性喉炎，带状疱疹，复发性阿弗他溃疡，颞下颌关

节紊乱病，脂溢性皮炎，前颅窝手术针麻，上牙拔除术针麻。

【针灸】针0.5～1.0寸，针感麻酸至足背；温和灸10～15min。

【引证】

《圣济》："足三里二穴，土也，在膝下三寸，外廉两筋间，当举足取之，足阳明脉之所入也，为合。"

《针灸甲乙经》："在膝下三寸，外廉。"

《标准针灸经穴部位图谱》："在小腿外侧，当犊鼻下3寸，距胫骨前缘一横指（中指）。"

（三）阑尾

【类属与名称】属奇穴，名见：《新中医药》。闌尾 Lan wei (EX～LE7)。别名：建胃，治瘫5。

【定经取穴】位于小腿伸侧，距胫骨前缘旁开一横指（中指），测足三里与解溪连线之实测经脉线（纵线），在足三里下2寸划一横线，纵横2线交点是穴。左右计2穴。

【主治】急性阑尾炎，胃炎，消化不良。

【针灸】针0.5～1.0寸，针感麻酸至足背；温和灸20～30min。

【引证】

《新中医药》叶肖麟译"阑尾炎之针治"一文称："德国医学博士尼尔·克拉克氏发现针治阑尾炎之穴位。该穴系经外奇穴，在右下腿之外侧前面胫骨肌上，足三里穴下部二寸稍前之处。患者屡在此点上有压痛，或有坚硬小结，克氏称此为'阑尾点'。凡遇急性或亚急性阑尾炎症时，可用银针在此穴施予泻针（镇静），继续针刺约30min，炎症即可消失。在刺针时，患者有一种特别的痛痒感和蚁走感，俟此感觉消失后，针刺亦可停止。患急性阑尾炎时，在针治中，疼痛即能缓和，体温下降，炎症减退，最迟至翌日即得痊愈。慢性时，必须继续治疗八日，方告痊愈。事前暴饮酒者无效。"1957年，第八卷，第二期，第44页。

《新医疗法汇编》云："建胃穴　穴位：足三里下二寸。主治：消化系疾患，胃下垂。针法：刺中反应物，进针5~8分。”又云：“治瘫5 穴位：足三里下二寸（原阑尾穴）。针法：直刺1~3寸。主治：对瘫痪所致抬腿困难及急、慢性阑尾炎，胃下垂有效。”

《标准针灸经穴部位图谱》：“在小腿前侧上部，当犊鼻下5寸，胫骨前缘旁开一横指。”

第四节 足太阴脾经体表循行实测经脉线及其腧穴

一、足太阴脾经经脉循行古代文献

《足臂十一脉灸经》：“足太阴脉：出大指内廉骨际，出内踝上廉，循胻内［廉］，口膝内廉，出股内廉。”

《阴阳十一脉灸经》甲本：“大（太）阴脉：是胃脉殹(也)。彼（被）胃，出鱼股阴下廉，腨上廉，出［内］踝之上廉。”

《灵枢・经脉》：“脾足大阴之脉，起于大指之端，循指内侧白肉际，过核骨后，上内踝前廉，上腨内，循胫骨后，交出厥阴之前，上膝骨内前廉，入腹，属脾，络胃，上膈，挟咽，连舌本，散舌下。其支者，复从胃别上膈，注心中。”

二、对足太阴脾经体表循行的不同理解

本经循行在冲门、府舍以下的下肢部无争议，但一过府舍，顿生混乱。由于《灵枢・经脉》原文中未见有循行于胸腹体表循行线路记载，但据《针灸甲乙经》、《铜人腧穴针灸图经》、《十四经发挥》等书，则有走行于胸腹体表的线路。曲折入腹，内外混一。

在胸腹部体表循行者如《中医基础理论》。

在胸腹部分行内外者如《经络图解》。

在胸腹部内外分段者如《针灸学手册》。

在胸腹部内外混一者如《十四经发挥》、《内经讲义》。

三、足太阴脾经体表实测经脉线循行定位

本项工作在1987年，由北京市科学技术情报研究所黄爱辰等完成（祝总骧等主编.针灸经络生物物理学.北京：北京出版社，1989，285-288）。对50例受试者足太阴脾经脉的隐性感传线、低阻抗线和高振动声线的特性进行了实验研究，并与《灵枢·经脉》和《铜人图》的脾经脉的循行线对比验证。实验结果：50例受试者均测出与标准线基本符合的隐性循经感传线，阳性率为100%，在内踝至胫骨内上髁一段，除测得与古典经脉循行一致的隐性感传线外，另有一条分支从三阴交分出沿小腿后内侧循行到阴陵泉又与主线会合。在漏谷和地机水平主线与支线的距离平均值分别为1.2和1.56cm。20例受试者测试结果，在腹部大横穴水平，LPSC线与腹中线（即任脉）的距离为8.64cm（均值），天溪穴与乳头垂直线距离4.3cm（均值）。实验结果还表明，纵贯全身的脾经LPSC线，无论主支或分支均具有高振声和低阻抗特性。

足部：起自隐白（在足大趾末节内侧，距趾甲角0.1寸（指寸）），沿足内侧缘上行至内踝前下方凹陷之商丘（在足内踝前下方凹陷中，当舟骨结节与内踝尖连线的中点处）。

小腿部：①主线：从商丘沿小腿内侧直线上行至阴陵泉（在小腿内侧，当胫骨内侧髁后下方凹陷处）。②支线：从主线的三阴交（在小腿内侧，当足内踝尖上3寸，胫骨内侧缘后方）向后方分出，与主线距离为1～1.5cm，沿小腿后内循行至阴陵泉后又与主线会合。

大腿部：从小腿的阴陵泉上行，沿大腿内侧，至腹股沟外侧的冲门（在腹股沟外侧，距耻骨联合上缘中点3.5寸，当髂外动脉搏动处的外侧）。

胸腹部：从冲门沿下腹部上行到平脐的大横（在腹中部，距脐中4寸）。从大横继续沿上腹部上行经胸部直达周荣（在胸外侧部，当第2肋间隙，距前正中线6寸）。从周荣向外向下达胸

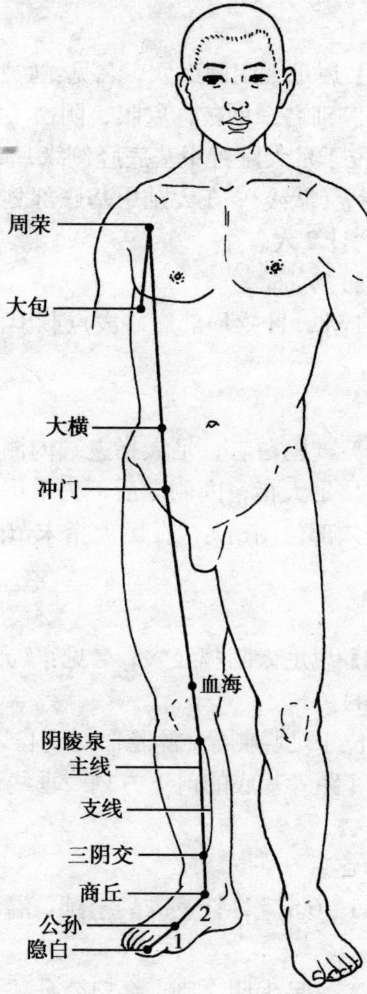

图2-4-1 足太阴脾经体表循行实测经脉线图（黄爱辰等，1988）

部的大包（在侧胸部，腋中线上，当第6肋间隙处）。

四、足太阴脾经体表循行实测经脉线上的重点腧穴

（一）隐白

【类属与名称】属足太阴脾经穴。名见：《灵枢·本输》。隐白 Yin bai （SP1）。别名：鬼垒，鬼眼，阴白。

【定经取穴】位于足大趾趾甲基底胫侧缘，测大趾胫侧爪甲0.1寸之实测经脉线（纵线），在大趾甲基底部划一横线，纵横2线交点是穴。左右计2穴。

【主治】小儿腹泻。

【针灸】针0.1寸，针感局部痛，或点刺出血；温和灸5～15min。

【引证】

《灵枢·本输》："隐白者，足大指之端内侧也。"

《医宗金鉴》："足大指，内侧端后，去爪甲角如韭叶许。"

《标准针灸经穴部位图谱》："在足大指末节内侧，距趾甲角0.1寸（指寸）。"

（二）公孙

【类属与名称】属足太阴脾经穴，名见：《灵枢·经脉》。公孫Gong sun （SP4）。

【定经取穴】位于足胫侧缘，测隐白与商丘连线之实测经脉线（纵线），在第1跖骨基底的前下方划一垂线，纵垂2线交点是穴。左右计2穴。

【主治】不孕症。

【针灸】针0.5～0.8寸，针感麻酸至趾；温和灸5～10min。

【引证】

《灵枢·经脉》："足太阴之别，名曰公孙。"又云："去本节之后一寸。"

《标准针灸经穴部位图谱》："在足内侧缘，当第1跖骨基底的前下方。"

（三）三阴交

【类属与名称】属足太阴脾经穴，名见：《针灸甲乙经》。三阴交 San yin jiao （SP6）。别名：承命，太阴，下三里。

【定经取穴】位于小腿胫侧，胫骨内侧缘后方。测商丘与阴陵泉连线之实测经脉线（纵线），在足内踝尖上3寸划一横线，纵横2线交点是穴。左右计2穴。

【主治】尿潴留，盆腔炎，前列腺炎，瘙痒症，剖宫产手术针麻。

【针灸】针0.5～1.0寸，针感麻酸至内踝；温和灸10～20min。

【引证】

《针灸甲乙经》："三阴交，在内踝上三寸，骨下陷者中，足太阴络。"

《标准针灸经穴部位图谱》："在小腿内侧，当足内踝尖上3寸，胫骨内侧缘后方。"

（四）阴陵泉

【类属与名称】属足太阴脾经穴，名见：《灵枢·本输》。阴陵泉 Yin ling quan （SP9）。别名：阴陵。

【定经取穴】位于小腿胫侧，测商丘与阴陵泉连线之实测经脉线（纵线），在胫骨内侧髁后下方凹陷处划一横线，纵横2线交点是穴。左右计2穴。

【主治】血栓闭塞性脉管炎。

【针灸】针0.5～1.0寸，针感麻酸至内踝；温和灸10～20min。

【引证】

《灵枢·本输》："脾……入于阴陵泉。阴之陵泉，辅骨之陷者之中也。"

《针方六集》："在膝下内侧，辅骨下一指陷中，屈足取之。"

《医宗金鉴》："从地机上行膝下内侧，曲膝纹头陷中。"

《标准针灸经穴部位图谱》："在小腿内侧，当胫骨内侧髁后下方凹陷处。"

（五）血海

【类属与名称】属足太阴脾经穴，名见：《脉经》。血海 Xuehai（SP10）。别名：百虫窝，血郄。

【定经取穴】位于大腿胫侧远端，测阴陵泉与冲门连线之实测经脉线（纵线），在髌底内侧端上2寸划一横线，纵横2线交点是穴。左右计2穴。

【主治】溃疡性结肠炎，产后子宫收缩乏力，闭经，功能失调性子宫出血，排卵性月经失调，鼻出血。

【针灸】针0.5～1.0寸，针感麻酸至膝；温和灸10～15min。

【引证】

《脉经》："尺脉弦，小腹痛，小腹及脚中拘急……针血海泻之。"

《针灸甲乙经》："在膝髌上，内廉白肉际二寸半。"（二寸半，恐为二寸中之误－编者）

《标准针灸经穴部位图谱》："屈膝，在大腿内侧，髌底内侧端上2寸，当股四头肌内侧头的隆起处。"

第五节　手少阴心经体表循行实测经脉线及其腧穴

一、手少阴心经经脉循行古代文献

《足臂十一脉灸经》："臂少阴脉，循筋下廉，出臑内下廉，出腋，奏（凑）胁"。

《阴阳十一脉灸经》甲本："臂少阴脉，起于臂两骨之间，之下骨上廉，筋之下，[出] 臑内阴。"

《灵枢·经脉》："心手少阴之脉，起于心中，出属心系，下膈，络小肠。其支者：从心系，上挟咽，系目系。其直者：复从心系，却上肺，下出腋下，下循臑内后廉，行太阴、心主之后，下肘内，循臂内后廉，抵掌后锐骨之端，入掌内后廉，循小指之内，出其端。”

二、手少阴心经体表实测经脉线循行定位

本项工作是由徐瑞民、祝总骧、郝金凯、李明生参加完成（手三阴经皮部经脉线的生物物理学全息测定. 中国中医基础医学杂志，1998，4〈12〉：42-44）。手少阴心经体表循行生物物理学定位：20例受试者手少阴心经隐性循经感传线测试表明，均能测出一条与古典经脉图一致的实测经脉线，称为主线，在主线内侧亦能测出一条支线，支线由腕上1寸处从主线分出，至青灵穴处与主线会合。主线与支线间相距0.6～1.1cm。经低阻抗和高振声测定，证明手少阴心经主线及支线全程均具有低阻抗和高振声特性。

主线：始于腋窝顶点的极泉（在腋顶点，腋动脉搏动处），下循上臂屈侧尺侧线，下达肘窝少海（屈肘，肘横纹内端与肱骨内上髁连线之中点），下循前臂屈侧尺侧线抵掌后神门（腕横纹尺侧端，尺侧腕屈肌腱桡侧凹陷处），入掌内尺侧缘，循小指桡侧缘直达少冲（在手小指末节桡侧，距指甲角0.1寸）。

支线：从上臂主线的青灵（在臂内侧，当极泉与少海的连线上，肘横纹上3寸，肱二头肌内侧沟中）分出后沿主线内侧0.6～1.1cm之距离并行，至腕后1寸处之通里（在前掌侧，当尺侧腕屈肌腱的桡侧缘，腕横纹上1寸）与主线会合。

三、手少阴心经体表循行实测经脉线上的重点腧穴

少海

【类属与名称】属手少阴心经穴，名见：《灵枢·根结》。少

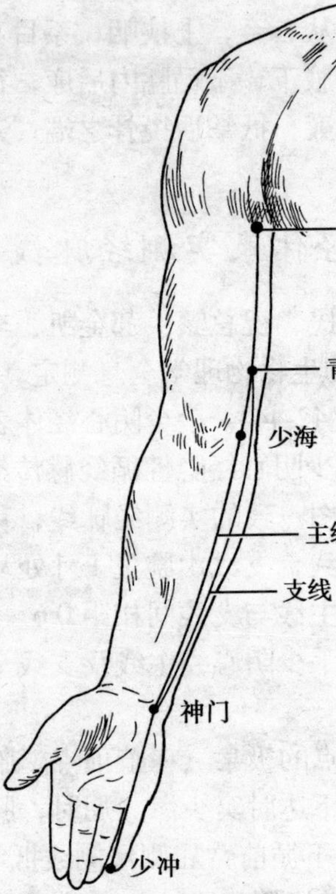

图 2-5-1　手少阴心经体表循行实测经脉线图（徐瑞民等，1988）

海 Shao hai （HT3）。别名：曲节。

【定经取穴】位于肘横纹尺侧，测极泉与肘横纹尺侧端和肱骨内上髁连线之中点之实测经脉线（纵线），在肘横纹划横线，纵横 2 线交点是穴。左右计 2 穴。

【主治】尺神经麻痹。

【针灸】针 0.5～1.0 寸，针感麻酸至腕；温和灸 5～10min。

【引证】

《灵枢・根结》："手太阳根于少泽，溜于阳谷，注于少海，入于天窗，支正也。”

《针灸甲乙经》：“在肘内廉节后陷者中，动脉应手。”

《外台秘要》：“甄权云：穴在臂侧屈肘内横纹头，屈手向头而取之，陷者中。”

《标准针灸经穴部位图谱》：“屈肘，在肘横纹内侧端与肱骨内髁连线的中点处。”

第六节 手太阳小肠经体表循行实测经脉线及其腧穴

一、手太阳小肠经经脉循行古代文献

《足臂十一脉灸经》：“臂太阳脉，出小指，循骨下廉，出臑下廉，出肩外廉，出项□□□［目］外眦。”

《阴阳十一脉灸经》甲本：“肩脉，起于耳后，下肩，出臑外［廉］，出□□□，乘手背。”

《灵枢·经脉》：“小肠手太阳之脉，起于小指之端，循手外侧上腕，出踝中，直上，循臂骨下廉，出肘内侧两筋之间，上循臑外后廉，出肩解，绕肩胛，交肩上，入缺盆，络心，循咽下膈，抵胃，属小肠。其支者，从缺盆循颈上颊，至目锐眦，却入耳中。其支者，别颊上䪼抵鼻，至目锐眦，斜络于颧。”

《灵枢·邪气藏府病形》：“小肠合入于巨虚下廉。”

二、对手太阳小肠经体表循行的不同理解

1. 本经“绕肩胛，交肩上”一段，对交会穴的有无，存在差异

《针灸学》，南京中医学院编。书中注有“交会于肩上大椎”，但图中没会大椎。

《经络学》，天津中医学院编。其交会顺序以曲垣、附分、肩

外俞、肩中俞、大杼、大椎为序。

《经络学》以曲垣、附分、肩外俞、大杼、肩中俞、大椎为序。

《经穴汇解》以曲垣、肩外俞、肩中俞、大杼、大椎为序。

2. 本经的“循颈上颊”一段中天容的归属存在问题

《灵枢·本输》：“次脉于太阳也，名曰天窗；次脉足少阳也，名曰天容。”

《灵枢·根结》：“足少阳……入于天容、光明也。”

《黄帝内经太素》：“天容在耳下曲颊后，足少阳正经也。”

《腧穴学》：在概论中依《针灸甲乙经》“天容为手少阳脉气所发”。

《经络考辨》：“天容穴应归还足少阳胆经”。

3. 本经“却入耳中”一段是否有会穴有不同意见

《针灸学》上海中医学院编，依据《针灸甲乙经》瞳子髎、和髎均为手足少阳，手太阳之会。

《中医基础理论》大都没会和髎。

4. 本经“别颊上颇”的部位问题

《经穴汇解》是从颧髎穴别出分支。

《中医基础理论》把颧髎穴归入本支。

《经络学》将其归入“至目锐眦”一支。

5. 本经“斜络于颧”四字存否

《十四经发挥》、《循经考穴编》均无。

《经络挂图》、《针灸学》上海中医学院编，则于至目锐眦后，又斜向外下至颧髎而止。

三、手太阳小肠经体表实测经脉线循行定位

手部：起于小指末尺侧之少泽（在小指末节尺侧，距指甲角0.1寸）。循小指尺侧上行，沿手背尺侧上腕，达阳谷（在手腕尺侧，当尺骨茎突与三甲骨之间的凹陷处）。

前臂部：从阳谷直上，循前臂背侧尺侧线，出肘内侧两筋之间的小海（在肘内侧，当尺骨鹰嘴与肱骨内上髁之间凹陷处）。

臂部：从小海上循臂伸侧尺侧线达肩贞（在肩关后下方，臂内收时，腋后纹头上1寸）。

肩部：从肩贞直上抵臑俞（在肩部，当腋后纹头直上，肩胛冈下缘凹陷中）。从臑俞折向内向下达冈下窝中央的天宗（在肩胛部，当冈下窝中央凹陷处，与第4胸椎相平），从天宗再返折直向上抵秉风（在肩胛部，冈下窝中央，天宗直上，举臂有凹陷处）。从秉风向下向内折向曲垣（在肩胛部，冈上窝内侧端，当臑俞与第2胸椎棘突连线的中点处），由曲垣向上向内折向肩外俞（在背部，当第1胸椎棘突下，旁开3寸），从肩外俞向内向上直行至肩中俞（在背部，当第7颈椎棘突下，旁开2寸）。

颈部：从肩背部的肩中俞斜向上向外达侧颈部胸锁乳突肌后缘的天窗（在颈外侧部，胸锁乳突肌的后缘，扶突后，与喉结相平）。从天窗直向前上方抵下颌角后方的天容（在颈外侧部，当下颌角后方，胸锁乳突肌前缘凹陷中）。

面颊部：从天容斜向上向内经颊部直抵颧骨下缘的颧髎（在面部，当目外眦直下，颧骨下缘的凹陷处）。从颧髎折返向耳屏前的听宫（在面部，耳屏前，下颌骨髁状突的后方，张口时呈凹陷处）。

四、手太阳小肠经体表循行实测经脉线上的重点腧穴

小海

【类属与名称】 属手太阳小肠经穴，名见：《灵枢·本输》。小海 Xiao hai （SI8）。

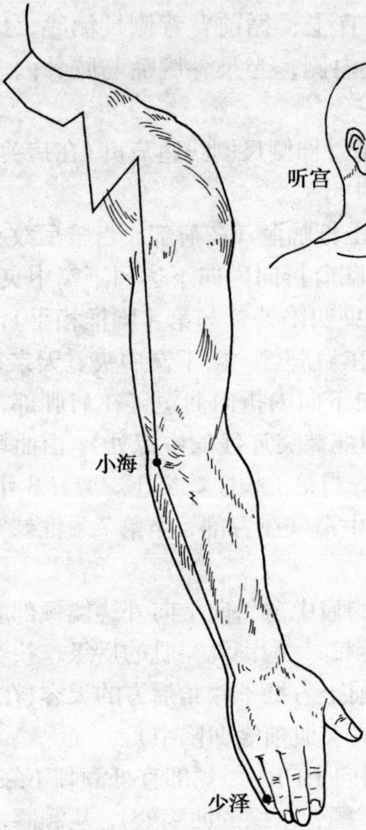

图 2-6-1 手太阳小肠经体表循行实测经脉线图

【定经取穴】位于肘伸侧尺侧缘，测阳谷与小海连线之实测经脉线(纵线),在尺骨鹰嘴与肱骨内上髁之间凹陷处划一横线，纵横 2 线交点是穴。左右计 2 穴。

【主治】肱骨外上髁炎，尺神经麻痹，睾丸炎。

【针灸】针 0.3～0.5 寸，针感麻酸至腕；温和灸 5～10min。

【引证】

《灵枢·本输》:“手太阳小肠者，上合于太阳，出于少泽，……

入于小海。小海，在肘内大骨之外，去端半寸陷者中也，伸臂而得之，为合。”

《标准针灸经穴部位图谱》：“在肘内侧，当尺骨鹰嘴与肱骨内上髁之间凹陷处。”

第七节　足太阳膀胱经体表循行实测经脉线及其腧穴

一、足太阳膀胱经经脉循行古代文献

《足臂十一脉灸经》：“足太阳脉：出外踝窭中，上贯膊(腨)，出于胳(郄)；枝之下脾，其直者贯□，夹脊，□□，上于豆；支颜下，之耳，其直者贯目内渍（眦），之鼻。”

《阴阳十一脉灸经》甲本：“足巨阳脉，潼外踝娄中，出郄上，上穿賑，出厌中，夹脊，出于项，口头角，下颜，夹鬫，系目内廉。”

《灵枢·经脉》：“膀胱足太阳之脉，起于目内眦，上额交巅；其支者，从巅至耳上角；其直者，从巅入络脑，还出别下项，循肩髆内，挟脊抵腰中，入循膂，络肾，属膀胱；其支者，从腰中下挟脊，贯臀入腘中；其之者，从髆内左右别下贯胛，挟脊内，过髀枢，循髀外，从后廉下合腘中，以下贯腨内，出外踝之后，循京骨，至小指外侧。”

二、对足太阳膀胱经体表循行的不同理解

1. 本经“上额”一段是否交会头临泣

《经络挂图》没有交会头临泣。

《经络学》天津中医学院编，与头临泣交会。

《经络线图考订》作分支连接神庭和头临泣。

2. 本经“从巅至耳上角”一段对交会穴的记载不等

《中医基础理论》不列交会穴。

《针灸学》南京中医学院编、《内经讲义》北京中医学院编，将浮白、头窍阴、完骨三穴列为交会穴。

《针灸学》上海中医学院编、《中国针灸学概要》、《经络学》将曲鬓、率谷、浮白、头窍阴、完骨等五穴列为交会穴。

《经络学图说》、《经络学》将曲鬓、率谷、天冲、浮白、头窍阴、完骨六穴列为交会穴。

3. 本经“从巅入络脑，还出别下项”一段，次序前后颠倒而混乱

《十四经发挥》：“由通天穴后，循络却、玉枕入络脑，复出下项，抵天柱也。”

《类经》：“自络却穴左右斜行，而交会项巅之百会……自百会行通天、络却、玉枕、入络于脑中也。”

《循经考穴编》：“入络脑、寻脑户、复自脑户出而别行、还于本经下项，以抵天柱也。”

《经络学》注：“从头顶入内络于脑（络却、玉枕；会脑户、风府），复出项部（天柱）分开下行。”

《经络线图考订》：“从头顶百会穴进入脑部，再从后头部脑户穴行出来，这是内行线；另一条是从通天穴下行，经络却、玉枕至脑户穴，这是体表线。二条合并后，下行项部天柱穴。”

4. 本经背部、腰尻部循行文图不符处较多

《十四经发挥》：“历大杼、风府……中膂俞、白环俞。由是抵腰中，入循膂，络肾，下属膀胱也。……其支者，从腰中循腰髁，下挟脊，历上髎……下髎。会阳下贯臀，至承扶……。”

《经络学》的插图基本上符合《十四经发挥》的文字叙述，只是没有在白环俞处“属肾，络膀胱”。

《校注十四经发挥》按“足太阳膀胱经之图”的画法，从白环俞上行内接上、次、中、下髎至会阳、承扶。

《中医基础理论》从小肠俞发出分支，向内接上、次、中、

下髎，会阳穴。

5. 本经股后部循行有三种线路

《十四经发挥》：“至承扶、殷门、浮郄、委阳、入腘中之委中穴也。”让股后两支脉在殷门穴以下进行交叉。

《针灸学手册》则是一条从承扶、殷门直下委中，另一条从髀枢直下浮郄、委阳，然后至委中相合。

《明正统仿宋针灸铜人》：承扶、殷门、浮郄、委阳四穴呈一直线排列，与《资生经》经穴图、朝鲜铜人图、明成化镇江府刻铜人图同。

三、足太阳膀胱经体表实测经脉线循行定位

头面部：起于目内眦睛明（在目部，目内睛角稍上方凹陷处），从睛明直上额至前发际之眉冲（在头部，当攒竹直上入发际 0.5 寸，神庭与曲差连线之间）。从眉冲向外平开至曲差（在头部，当前发际正中直上 0.5 寸，旁开 1.5 寸，即神庭与头维连线的内三分之一与中三分之一交点上）。从曲差直上沿头顶正中线旁开 1.5 寸，后渐为 1.3 寸，与督脉并行至项部天柱（在项部，大筋外缘之后发际凹陷中，约当后发际正中旁开 1.3 寸）。

背部、腰尻部、大腿屈侧部：①主线：从项部的天柱直向下稍外达第一胸椎棘突下，正中线旁开 1.5 寸之大杼（在背部，当第一胸椎棘突下，旁开 1.5 寸）。从大杼夹脊两侧距正中线 1.5 寸与督脉并行经背部、腰部，直抵骶部白环俞（在骶部，当骶正中线旁开 1.5 寸，平第 4 骶后孔）。由白环俞向内向上折行至上髎（在骶部，当髂后上棘与后正中线之间，适对第 1 骶后孔处），从上髎向内下行至会阳（在骶部，尾骨端旁开 0.5 寸）。从会阳向外下达臀下横纹中点之承扶（在大腿后面，臀下横纹的中点）。由承扶沿大腿屈侧正中线向下直抵腘横纹中点之委中（在腘横纹中点，当股二头肌腱与半腱肌腱的中间）。②侧线：从主线项部的天柱分出向外向下达背部附分（在背部，当第 2 胸

椎棘突下，旁开3寸）。由附分直下沿肩胛骨脊柱缘距正中线3寸，与督脉并行经背部、腰部直抵臀部的秩边（在臀部，平第4骶后孔，骶正中嵴旁开3寸）。从秩边向外下经臀部沿大腿屈侧腓侧线与主线并行直抵腘横纹外侧端的委阳（在腘横纹外端，当股二头肌腱的内侧。）从委阳折向内侧与主线委中会合。

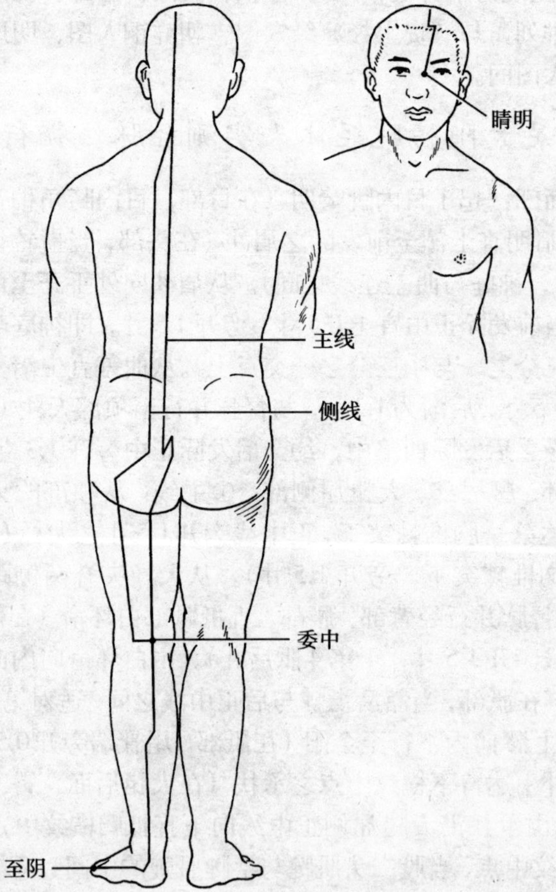

图2-7-1　足太阳膀胱经体表循行实测经脉线图

小腿部：由委中沿小腿屈侧正中线下行至小腿中部的承山(在小腿后面正中，委中与昆仑之间，当伸直小腿或足根上提时腓肠肌肌腹下出现尖角凹陷处)。从承山向外下1寸处抵飞扬(在小腿后面，当外踝后，昆仑穴直上7寸，承山外下方1寸处)。从飞扬向下直抵外踝后方的昆仑（在足部外踝后方，当外踝与跟腱之间凹陷处）。

足部：自踝关节的昆仑直下达仆参（在足外侧部，外踝后下方，昆仑直下，跟骨外侧，赤白肉际处。）从仆参沿足外侧赤白肉际向前直达小趾末节外侧的至阴（在足小趾末节外侧，距趾甲角0.1寸）。

四、足太阳膀胱经体表循行实测经脉线上的重点腧穴

（一）委中

【类属与名称】属足太阳膀胱经穴，名见：《灵枢·本输》。委中 Wei zhong （BL40）。别名：腘中，郄中，血郄。

【定经取穴】位于腘横纹中点，测承扶与委中连线之实测经脉线（纵线），在腘横纹划一横线，两线相交之点是穴，左右计2穴。

【主治】膀胱炎，痔，带状疱疹，腓肠肌痉挛。

针法：针0.5～0.8寸，针感麻酸至足。

【引证】

《灵枢·本输》："膀胱……入于委中，委中，腘中央，为合，委而取之，足太阳也。"

《针灸甲乙经》："在腘中央约纹中动脉。"

《标准针灸经穴部位图谱》："在腘横纹中点，当股二头肌腱与半腱肌肌腱的中间。"

（二）至阴

【类属与名称】属足太阳膀胱经穴，名见：《灵枢·本输》。至

阴 Zhi yin （BL67）。

【定经取穴】位于足趾趾甲基底腓侧缘，测小趾腓侧爪甲0.1寸之实测经脉线（纵线），在小趾甲基底部划一横线，纵横2线交点是穴。左右计2穴。

【主治】胎位异常。

【针灸】针 0.1～0.2 寸，针感局部痛，或点刺出血；温和灸10～30min。

【引证】

《灵枢·本输》：“膀胱出于至阴，至阴者，足小指之端也，为井金。”

《针灸甲乙经》：“在足小指外侧去爪甲如韭叶。”

《千金方》：“在足外侧去爪甲角如韭叶。”

《标准针灸经穴部位图谱》：“在足小趾末节外侧，距趾甲角0.1寸（指寸）。”

第八节 足少阴肾经体表循行实测经脉线及其腧穴

一、足少阴肾经经脉循行古代文献

《足臂十一脉灸经》：“足少阴脉：出内踝窭中，上贯膞（腨）、入胎（郄）、出股、入腹，循脊内□廉，出肝，入胠，系舌□。”

《阴阳十一脉灸经》甲本：“少阴脉：系于内踝外廉，穿腨，出胎（郄）［中］央，上穿脊之□廉，系于肾、夹舌。”

《灵枢·经脉》：“肾足少阴之脉，起于小指之下，邪走足心，出于然骨之下，循内踝之后，别入跟中，以上腨内，出腘内廉，上股内后廉，贯脊，属肾，络膀胱；其直者，从肾上贯肝膈，入肺中，循喉咙，挟舌本；其支者，从肺出络心，注胸中。”

二、对足少阴肾经体表循行的不同理解

本经“循内踝后，别入跟中”一段有3种不同的循行方式：

1. 环绕说　“针灸学”上海中医学院编、《圣济总录》、《经脉图考》、《腧穴学》等，它的循行方式是：出于然骨之下（然谷）循内踝之后（太溪），别入跟中（历大钟、水泉、照海）以上（经复溜、交信至）腨内（筑宾）……。

2. 分支说

《经络学》即出于舟骨粗隆下（然谷、照海、水泉），沿内踝之后（太溪）分支进入脚跟中（大钟），上向小腿内（复溜、交信）……。

《中医基础理论》、《针灸学手册》等，循然谷、照海至太溪，分支到大钟、水泉。

《经络线图考订》：自太溪分支，下循大钟、水泉、照海入跟中。

3. 曲折说

《十四经发挥》的循行测次序是：“由然谷穴上循内踝后太溪穴，别入跟中之大钟、照海、水泉，乃折自大钟之外，上循内踝，行厥阴太阴之后”。

《类经图翼》的流注次序为然谷、照海、太溪、水泉、大钟、复溜。

《经穴汇解》则为“自然谷循内踝之后（照海、水泉）别入跟中（太溪、大钟）以上腨内。”

三、足少阴肾经体表实测经脉线循行定位

足部：起于小趾之下，邪走足心的涌泉（在足底部，卷足时足前部凹陷处，约当足底2、3趾趾缝纹头端与足根连线的前三分之一与后三分之二交点上）。出于然谷（在足内侧缘，足舟骨粗隆下方，赤白肉际）之下，沿内踝上方转向下在内踝周围

形成环状，从太溪（在足内侧，内踝后方，当内踝尖与跟腱之间的凹陷处）经大钟（在足内侧，内踝后下方，当跟腱附着部的内侧前方凹陷处）、水泉（在足内侧，内踝后下方，当太溪直下1寸，跟骨结节的内侧凹陷处）、照海（在足内侧，内踝尖下

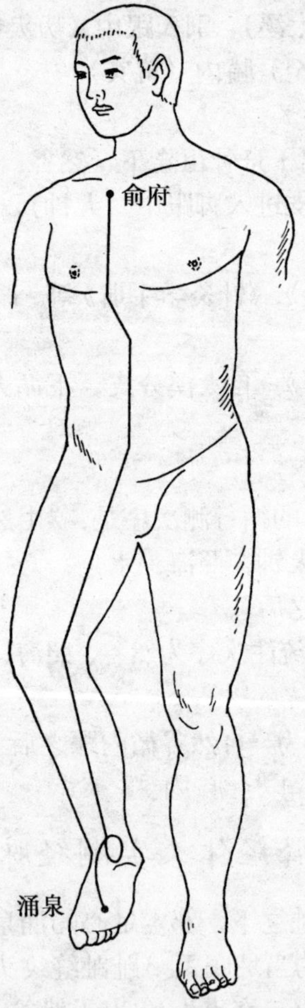

图 2-8-1 足少阴肾经体表循行实测经脉线图

方凹陷处），沿内踝前上方环绕至小腿内侧的复溜（在小腿内侧，太溪直上 3 寸，跟腱的前方）。

小腿部：从复溜沿小腿胫侧后缘线直达腘内侧的阴谷（在腘窝内侧，屈膝时，当半腱肌肌腱与半膜肌肌腱之间）。

大腿部：从阴谷直向上沿大腿胫侧后缘，达下腹部横骨（在下腹部，当脐下 5 寸，前正中线旁开 0.5 寸）。

胸腹部：从横骨向上沿正中线旁开0.5寸，与任脉并行经下腹部，抵上腹部的幽门（在上腹部，当脐中上6寸，前正中线旁开0.5寸）。从幽门向外向上折向胸部的步廊（在胸部，当第5肋间隙，前正中线旁开2寸）。从步廊直向上行达锁骨下缘的俞府（在胸部，当锁骨下缘，前正中线旁开 2 寸）。

四、足少阴肾经体表循行实测经脉线上的重点腧穴

复溜

【类属与名称】属足少阴肾经穴，名见：《灵枢·本输》。复溜 Fu liu（KI7）。别名：伏白，昌阳。

【定经取穴】位于小腿胫侧，跟腱的前方，测照海与复溜连线之实测经脉线（纵线），在太溪直上 2 寸划一横线，纵横 2 线交点是穴。左右计 2 穴。

【主治】戒烟，细菌性痢疾，病毒性心肌炎，便秘，急性肾小球肾炎，慢性肾小球肾炎，肾盂肾炎，梅尼埃病。

【针灸】针0.3～0.5寸，针感麻酸至内踝；温和灸15～20min。

【引证】

《灵枢·本输》："肾……行于复溜，复溜，上内踝二寸，动而不休为经。"

《针灸甲乙经》："在足内踝上二寸陷者中。"

《集成》："在交信后五分，与交信并排。"

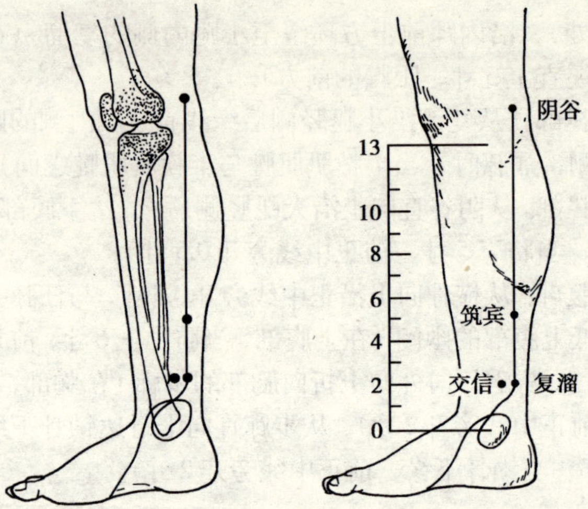

图 2-8-2 足少阴肾经小腿部体表循行实测经脉线上的腧穴

《标准针灸经穴部位图谱》："在小腿内侧，太溪直上 2 寸，跟腱的前方。"

第九节 手厥阴心包经体表循行实测经脉线及其腧穴

一、手厥阴心包经经脉循行古代文献

《灵枢·经脉》："心主手厥阴心包经之脉，起于胸中，出属心包络，下膈，历络三焦；其支者，循胸出胁，下腋三寸，上抵腋下循臑内，行太阴少阴之间，入肘中，下臂，行两筋之间，入掌中，循中指出其端；其支者，别掌中，循小指次指出其端。"

《灵枢·邪客》："心主之脉，出于中指之端，内屈，循中指内廉以上，留于掌中，伏行两骨之间，外屈，出两筋之间，骨肉之际，其气滑利，上二寸，外屈出行两筋之间，上至肘内廉，入于小筋之下，留两骨之会，上入于胸中，内络于心脉。”

二、对手厥阴心包经体表循行的不同理解

1. 本经“循胸出胁，下腋三寸”一段有两种理解：

《针灸学》南京中医学院编，在胸胁部天池穴多画了一个下行又弯上的曲折。

《类经》：“下腋三寸，胁上际为腋，腋下三寸，天池也……上抵腋下之天泉”。所以不画下行又弯上的曲线。

2. 本经“入掌中，循中指，出其端”一段，对劳宫、中冲的部位有不同定位：

《铜人》将劳宫定在“以屈无名指取之”劳宫应在第3、4掌骨之间。

《标准针灸经穴部位图谱》将劳宫定在“第2、3掌骨之间偏于第3掌骨。”

《经络学》将中冲定在中指桡侧末端。

《标准针灸经穴部位图谱》将中冲定在“中指末节尖端中央”。

三、手厥阴心包经体表实测经脉线循行定位

本项工作由徐瑞民、祝总骧、郝金凯、李明生参加（手三阴经皮部经脉线的生物物理学全息测定. 中国中医基础医学杂志，1998，4〈12〉：42-44）。实验结果：手厥阴心包经体表循行生物物理学定位，由于20例受试者均为隐性循行感传显著者，因此在进行隐性循行感传测试中均能在手臂部测出三条实测经脉线，其中一条与标准线基本重合，与古典经脉图相吻合，在叩击过程中敏感程度稍强，称为主线。在主线内侧1cm处循行的一条定为支线Ⅰ；在主线外侧约1cm处循行的一条定为支线Ⅱ。两条支线约自腕部以下相当于劳宫与大陵穴中间位置分出，伴随主线至标准点第11点与第12点之间并入主线汇为一条，弯

曲下行终止于乳头外侧1寸天池穴。隐性循经感传线主线及两条支线经低阻抗和高振动声测试，其结果表明，其全程都具有低阻抗和高振动声特性，宽度为1mm，不同人或同一人不同日测试其循行位置相对稳定不变。

1. 主线 将天池至天泉定5个标准点，以受试者两乳间折作8寸取同身寸，以腋前皱襞顶端为原点，向外取2个同身寸，向上取4寸，向上、内45度角取4寸，向内直取4寸定为标准点10、11、12、13、14，14点即天池（在胸部，当第4肋间隙，乳头外1寸，前正中线旁开5寸）。从天池起向上先直行沿12、

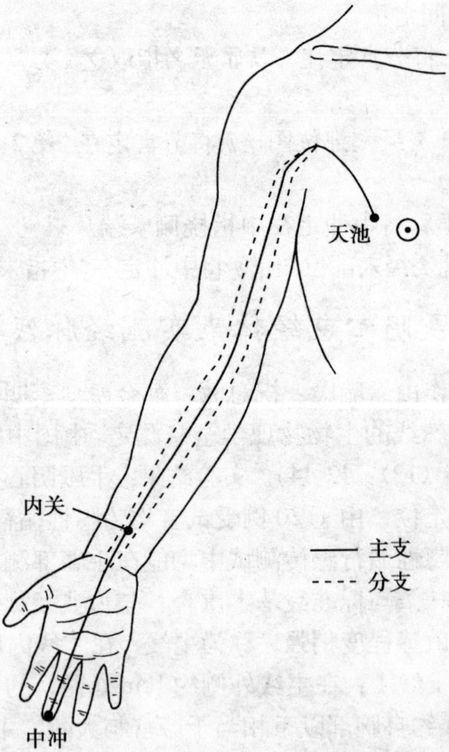

图2-9-1 手厥阴心包经体表循行实测经脉线图（徐瑞民等，1986）

13点，然后向外上弧形达11点，曲折向下达臂屈侧的10点天泉（在臂内侧，当腋前纹头下2寸，肱二头肌长、短头之间）。下循臂屈侧正中线达肘中曲泽（在肘横纹中，当肱二头肌腱的尺侧缘），下前臂行掌长肌腱与桡侧腕屈肌腱之间达大陵（在腕掌横纹中点，当掌长肌腱与桡侧腕屈肌腱之间），入掌中，循中指出其端。

2. 支线 在主线内侧1cm处循行的一条定为支线Ⅰ；在主线外侧约1cm处循行的一条定为支线Ⅱ。2条支线在标准点11、12之间处分出，伴随主线并行至大陵与劳宫中间处，与主线汇为一条。

四、手厥阴心包经体表循行实测经脉线上的重点腧穴

内关

【类属与名称】 属手厥阴心包经穴，名见：《灵枢·本输》。内関Nei guan （PC6）。别名：阴维。

【定经取穴】 位于前臂屈侧远端，测曲泽与大陵连线之实测经脉线（纵线），在腕横纹上2寸划一横线，纵横2线相交点是穴。左右计2穴。

【主治】 休克，昏迷，高温综合征，急性酒精中毒，一氧化碳中毒，严重急性呼吸综合征，百日咳，支气管哮喘，慢性阻塞性肺疾病，心律失常，心绞痛，急性风湿性心肌炎，病毒性心肌炎，高血压，甲状腺功能亢进症，神经衰弱，癔症，帕金森病，舞蹈病，妊娠呕吐，荨麻疹，围绝经期综合征。

【针灸】 针0.5～0.8寸，针感麻酸至腕或手指；温和灸10～15min。

【引证】

《灵枢·本输》：“手心主之别，名曰内关，去腕二寸，出于两筋之间。”

《标准针灸经穴部位图谱》："在前臂掌侧，当曲泽与大陵的连线上，腕横纹上2寸，掌长肌腱与桡侧腕屈肌腱之间。"

第十节　手少阳三焦经体表循行实测经脉线及其腧穴

一、手少阳三焦经经脉循行古代文献

《足臂十一脉灸经》："臂少阳脉：出中指，循臂上骨下廉，奏（凑）耳。"

《阴阳十一脉灸经》甲本："耳脉：起于手背，出臂外两骨之间，[上骨] 下廉，[出肘中]，入耳中。"

《灵枢·经脉》："三焦手少阳之脉，起于小指次指之端，上出两指之间，循手表腕，出臂外两骨之间，上贯肘，循臑外上肩，而交出足少阳之后，入缺盆，布膻中，散络心包，下膈，循属三焦；其支者，从膻中上出缺盆，上项，系耳后，直上出耳上角，以屈下颊至頔；其支者，从耳后入耳中，出走耳前，过客主人前，交颊，至目锐眦。"

《灵枢·邪气藏府病形》："三焦合入于委阳。"

《灵枢·本输》："三焦者……出于委阳，并太阳之正，入络膀胱。"

二、对手少阳三焦经体表循行的不同理解

1. 本经"上肩，而交出足少阳之后"一段有不同理解

《针灸学手册》等不画交会穴，也就无从谈起手足少阳的前后交行问题。

《类经》、《经脉图考》以肩髎、肩井、天髎、缺盆、膻中、缺盆、天髎、大椎、天牖的次序排列。

2. 本经"出耳上角"一段存在交会穴问题

《内经讲义》没有交会颔厌、悬厘。

《经络学》据《针灸大成》交悬颅。

《类经图翼》交百会。

《十四经发挥》先交悬厘，再上交颔厌，然后屈曲下行。

《经络学》自角孙穴径上颔厌，再下交悬厘。

3. 本经面部的“以屈下颊至䪼”不同理解

《十四经发挥》：“过悬厘、颔厌，及过阳白、睛明，屈曲下颊至䪼，会颧髎之分也……”

《针灸学》等依《类经》“下行耳颊至会䪼于手太阳颧髎之分”之说，并由颧髎穴再上行至䪼(目下)。

三、手少阳三焦经体表实测经脉线循行定位

本项工作由Fraser，R、许贺之、李明生、祝总骧、徐瑞民参加（三焦经体表循行线的生物物理学定位. 中国中医基础医学杂志，1998，4〈10〉：58-59）。应用隐性循经感传、低阻抗和高振动声三种方法，采取体表厘定标准点、标准线，对30例不同国家、不同肤色（其中白人7例，黑人3例）的受试者手少阳三焦经体表循行进行精确定位。三种方法所测三种实测经脉线相互重合，其宽度1mm以内，阳性率100%。手背部关冲穴至阳池穴一段与古典及现代经络图谱相符合；手前臂阳池穴至支沟穴、三阳络至天井穴一段与古典及现代经络图谱相吻合，所不同的是支沟穴至三阳络穴之间没有曲折而是直线通过，也就是说会宗穴不再实测经脉线主线上，这与现代三焦经图谱不相符合；上臂天井穴至肩髎穴一段与古典及现代经络图谱相吻合；面部，耳后及背部，肩髎穴至天髎、翳风、角孙、耳门、耳和髎、丝竹空诸穴连线，体表循行与古典及现代经络图谱相吻合。支线位置：手背部中渚穴上2寸处，循主线内外各一条支线别出，与主线并行向上至肩髎处与主线重又会合。在主线尺侧循行一条定为支线Ⅰ，会宗穴恰在支线Ⅰ上。沿主线桡侧循

行一条定为支线Ⅱ。支线的循行无论在古典或现代经络图谱均未见论述。三焦经实测经脉线主线体表循行在手背部，除第1点由于标准点取在腕骨横纹指总伸肌腱桡侧凹陷中而非阳池穴，使其循行在第1、2两点与标准线不符外，其余各点均与标准线相重合。

1. 主线　起于手环指末节尺侧的关冲（在手环指末节尺侧，距指甲角0.1寸）沿环指背侧尺侧缘上行至手背第4、5掌骨间达腕背横纹中的阳池（在腕背横纹中，当指伸肌腱尺侧缘凹陷处）。从阳池直线上行循前臂的桡尺骨之间贯肘达臂部的天井（在臂外侧，屈肘时，当肘尖直上一寸凹陷处）。循臂背侧正中线上行至肩部的肩髎（在肩部，肩髃后方，当臂外展时，于肩峰后下方呈现凹陷处），从肩髎折向内稍上沿肩部抵天髎（在肩胛部，肩井与曲垣的中间，当肩胛骨上角处）。从肩髎继续向内上行至颈侧部的天牖（在颈侧部，当乳突的后方直下，平下颌角，胸锁乳突肌后缘）。从天牖向上前行至耳垂后方的翳风（在耳垂后方，当乳突与下颌角之间的凹陷处）。从翳风沿耳廓后方发际弧形向上抵角孙（在头部，折耳廓向前，当耳尖直上入发际处）。从角孙沿耳廓弯向前下达面部的耳门（在面部，当耳屏上切迹的前方，下颌骨髁突后缘，张口有凹陷处）。从耳门直折向上达鬓发后缘的耳和髎（在头侧部，当鬓发后缘，平耳廓根之前方，颞浅动脉的后缘）。从耳和髎向前折行至眉梢的丝竹空（在面部，当眉梢凹陷处）。

2. 支线　在手背部中渚（在手背部，当环指掌指关节的后方，第4、5掌骨间凹陷处）上2寸处，循主线内外各一条支线别出，与主线并行向上沿前臂经肘及上肩抵达肩部的肩髎（臂峰后下方，上臂外展，当肩髃穴后1寸凹陷中）重又会合，在主线尺侧循行的一条定为支线Ⅰ，沿主线桡侧循行的一条定为支线Ⅱ。

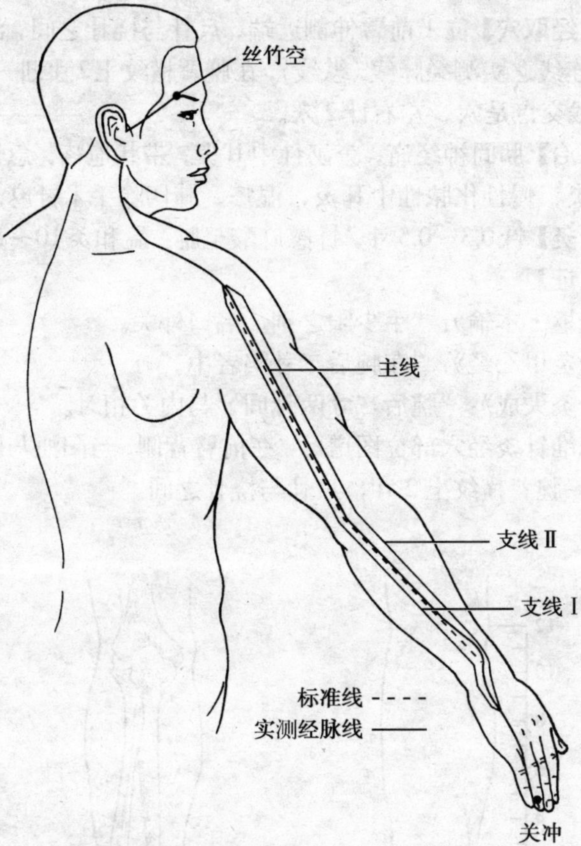

图 2-10-1 手少阳三焦经体表循行实测经脉线图（Fraser，R 等，1998）

四、手少阳三焦经体表循行实测经脉线上的重点腧穴

外关

【类属与名称】 属手少阳三焦经穴，名见：《灵枢·经脉》。外关 Wai guan （SJ5）。别名：阳维。

【定经取穴】 位于前臂伸侧远端，尺骨与桡骨之间，测阳池与肘尖连线之实测经脉线（纵线），在腕背横纹上2寸划一横线，纵横2线交点是穴。左右计2穴。

【主治】 肋间神经痛，分泌性中耳炎，带状疱疹，急性化脓性中耳炎，慢性化脓性中耳炎，湿疹，肺切除手术针麻。

【针灸】 针0.3～0.5寸，针感麻酸至腕；温和灸10～15min。

【引证】

《灵枢·本输》："手少阳之别，名曰外关。"

《针灸甲乙经》："在腕后二寸陷者中。"

《针灸大成》："腕后二寸两骨间，与内关相对。"

《标准针灸经穴部位图谱》："在前臂背侧，当阳池与肘尖的连线上，腕背横纹上2寸，尺骨与桡骨之间。"

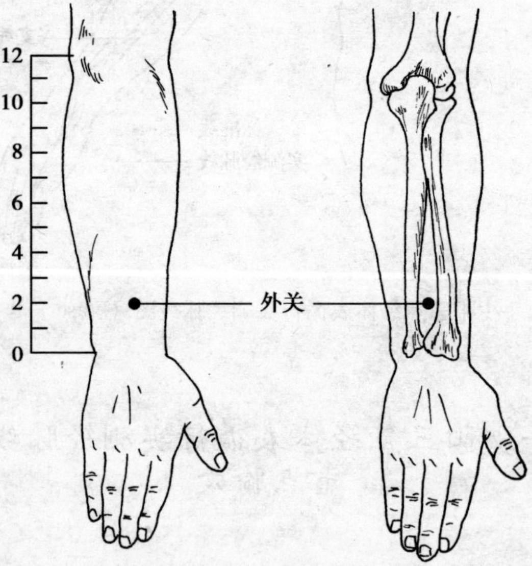

图2-10-2　手少阳三焦经前臂体表循行实测经脉线上的腧穴

第十一节　足少阳胆经体表循行实测经脉线及其腧穴

一、足少阳胆经经脉循行古代文献

《足臂十一脉灸经》："足少阳温（脉）：出于踝前，枝于骨间，上贯膝外兼（廉），出于股外兼（廉），出胁；枝之肩薄（髆）；其直者贯腋，出于项、耳，出湛（枕），出目外渍（眦）。"

《阴阳十一脉灸经》甲本："[少] 阳脉：系于外踝之前廉，上出鱼股之 [外，出] □上，[出目前]。"

《灵枢·经脉》："胆足少阳之脉，起于目锐眦，上抵头角，下耳后，循颈行手少阳之前，至肩上，却交出手少阳之后，入缺盆；其支者，从耳后入耳中，出走耳前，至目锐眦后；其支者，别锐眦，下大迎，合于手少阳，抵于䪼，下加颊车，下颈，合缺盆，以下胸中，贯膈，络肝，属胆，循胁里，出气街，绕毛际。横入髀厌中；其直者，从缺盆下腋，循胸过季胁，下合髀厌中，以下循髀阳，出膝外廉，下外辅骨之前，直下抵绝骨之端，下出外踝之前，循足跗上，入小指次指之间；其支者，别跗上，入大指之间，循大指歧骨内出其端，还贯爪甲，出三毛。"

二、对足少阳胆经体表循行的不同理解

1. 本经"上抵头角，下耳后，循颈行少阳之前"一段有不同理解。

《针灸学手册》以点、线、面一起表现的方式解决。

《类经》："自目锐眦，由听会、客主人上抵头角，循颔厌、下悬厘，从耳上发际入曲鬓、率谷，历手少阳之角孙外折下耳后，行天冲、浮白、窍阴、完骨，又自完骨外折上行，循本神，前至阳白，复内折上行，循临泣、目窗、正营、承灵、脑空，由

风池而下行也。”

《经络学》、《健美经络图》等由风池穴前行至天容穴，以解决足少阳循颈行手少阳之前的问题。

2. 本经“颔厌”、“悬颅”、“悬厘”三穴存在不同定位。《明正统仿宋针灸铜人》将“颔厌”、“悬颅”、“悬厘”三穴定位在后侧头部，与传世之各种铜人及铜人图均不同。

3. 本经“至肩上，却交出手少阳之后”一段有不同理解。

《经络学》天津中医学院编，自天容穴下行的，交会大杼，次序为肩井、大椎、大杼、秉风。

《经络学》自天容穴下行，为大椎、肩井、秉风。

《针灸学》上海中医学院编，自天容下行，则为肩井、大椎、秉风。

《经络学图说》将大杼外，并交会手少阳的天髎穴。

曹一鸣、周桂桐所绘之图为取风池、天容、肩井、大椎、秉风之次。

4. 本经脉耳后之脉“从耳后入耳中，出走耳前，至目锐眦后”一段认识不一。

《中国针灸学概要》、《健美经络图》自风池分支，前至翳风穴入耳中。

《中医基础理论》、《经络学图说》从完骨穴分支经翳风入耳。

《经络学》天津中医学院编，从脑空穴分支。

《经络学》以翳风、听会、听宫、下关、上关、瞳子髎为之次。

5. 本经支脉“别锐眦，下大迎，合于手少阳，抵于䪼，下加颊车”一段有不同理解。

《健美经络图》别目锐眦，下大迎，抵于䪼，下加颊车。

《针灸学》江苏中医学校编、《内经讲义》北京中医学院编、《校注十四经发挥》、《经络挂图》、《针灸学》南京中医学院编等，多拘于《十四经发挥》“当颧髎穴之分，下临颊车。”之说，把“抵于颇”仅画到颧髎穴即止。

6. 本经“循胸过季胁”一段是否与章门交会。

《经络学》、《健美经络图》等与章门交会。

各家于此段多没会章门。

7. 本经“横入髀厌中”一段交会穴存在问题。

《十四经发挥》：“由居髎入足太阳之上髎、中髎、长强”。

《类经》：“由居髎入足太阳之上髎、中髎、下髎下行”。

《经络学》天津中医学院编，交会了上髎、中髎、下髎、长强四穴。

《针灸学》南京中医学院编、《内经讲义》交会上髎、长强二穴。

《经络挂图》、《针灸学》江苏中医学校编，从《十四经发挥》联系上髎、中髎、长强。

《健美经络图》、《经络学》交会上髎、下髎。

《经络学图说》交会了中髎、长强。

《校注十四经发挥》交会上髎、中髎、下髎。

8. 本经小腿部“下辅骨之前”一段将阳交放在经线上与经线外的问题

一般将阳交与外丘作折线连接。

《针灸学手册》、《中医基础理论》将阳交穴置于经线之外。

9. 经“别跗上”一段存在问题。

《十四经发挥》：“从跗上临泣穴，别行入大指”。

《针灸穴位解剖图谱》、《针灸学》南京中医学院编，自丘墟穴别出分支，入大趾。

三、足少阳胆经体表实测经脉线循行定位

头颈部：本经始自瞳子髎（在面部，目外眦旁，当眶外侧缘处）。向后下方耳屏间切迹的前方听会（在面部，当耳屏间切

迹的前方，下颌骨髁突的后缘，张口有凹陷处)，从听会折向上方达上关（在耳前，下关直上，当颧弓的上缘凹陷处)，沿鬓发上至颔厌（在头部鬓发上，当头维与曲鬓弧形连线的上四分之一与下四分之三交点处)，从颔厌向下后折至曲鬓（在头部，当前鬓角发际后缘的垂线与耳尖水平线交点处)。由曲鬓向上后折向率谷（在头部，当耳尖直上入发际1.5寸，角孙直上方)。曲折向后至天冲（在头部，当耳根后缘直上入发际2寸，率谷后0.5寸)。从天冲向下沿弧形线至耳后方之完骨（在头部，当耳后乳突的后下方凹陷处)，从完骨向上前沿正中线并行至本神（在头部，当前发际上0.5寸，神庭旁开3寸，神庭与头维连线的内三分之二与外三分之一交点处)。从本神直向下至前额部的阳白（在前额部，当瞳孔直上，眉上1寸)。从阳白向上内折向头临泣（在头部，当瞳孔直上入前发际0.5寸，神庭与头维连线的中点处)。从头临泣向后沿正中线旁开2.25寸抵项部风池（在项部，当枕骨之下，与风府相平，胸锁乳突肌与斜方肌上端之间的凹陷处)。从风池下行直达肩部的肩井（在肩上，前直乳中，当大椎与肩峰端连线的中点上)。

侧胸腹及髋部：从肩井向前下折沿胸肩结合部达腋下渊腋（在侧胸部，举臂，当腋中线上，腋下3寸，第4肋间隙中)。从渊腋折向前下日月（在上腹部，当乳头直下，第7肋间隙，前正中线旁开4寸)。从日月向后下折向京门（在侧腰部，章门后1.8寸，当第12肋骨游离端的下方)。从京门向前下折向维道（在侧腹部，当额前上棘的前下方，五枢前下0.5寸)。从维道向后下折经髋部向股外侧部的环跳（在股外侧部，侧卧屈股，当股骨大转子最高点与骶管裂孔连线的外三分之一与中三分之一交点处)。

大腿部：由环跳折向下沿大腿腓侧中线至风市（在大腿外侧部的中线上，当腘横纹上7寸或直立垂手时，中指尖处)。从风市向下后方至膝阳关（在膝外侧，当阳陵泉上3寸，股骨外上髁上方凹陷处)。

小腿部：从膝阳关向下前直行至阳陵泉（在小腿外侧，当腓骨小头前下方凹陷处)。由阳陵泉沿小腿腓侧直下至丘墟（在足外踝的前下方，当趾长伸肌腱的外侧凹陷处)。

足部：从丘墟折向前沿足背行至足第 4 趾末节腓侧足窍阴

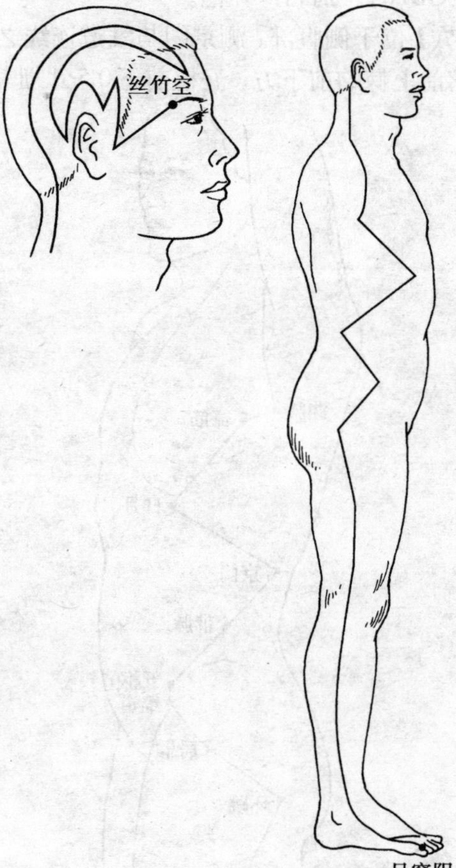

图 2-11-1　足少阳胆经体表循行实测经脉线图

(在足第4趾末节外侧，距趾甲角0.1寸)。

四、足少阳胆经体表循行实测经脉线上的重点腧穴

(一) 维道

【类属与名称】属足少阳胆经穴，名见：《针灸甲乙经》。维道 Wei dao （GB28）。别名：外枢。

【定经取穴】位于侧腹部，测京门与维道连线之实测经脉线（纵线），在髂前上棘的前下方，五枢前下0.5寸划一横线，纵横

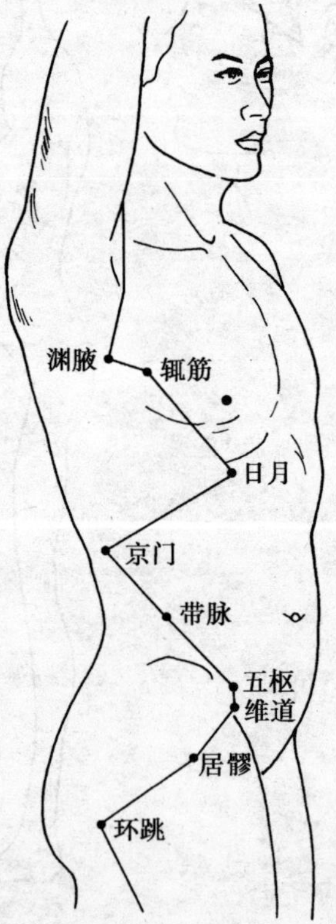

图2-11-2 足少阳胆经侧胸腹部体表循行实测经脉线上的腧穴

2线交点是穴。左右计2穴。

【主治】子宫脱垂。

【针灸】针0.3～0.5寸，针感抽麻至耻骨联合部；温和灸10～20min。

【引证】

《针灸甲乙经》："维道，一名外枢，在章门下五寸三分，足少阳带脉之会。"

《标准针灸经穴部位图谱》"在侧腹部，当髂前上棘的前下方，五枢前下0.5寸。"

（二）阳陵泉

【类属与名称】属足少阳胆经穴，名见：《灵枢·邪气脏腑病形》。阳陵泉 Yang ling quan （GB34）。别名：筋会，阳陵。

【定经取穴】位于小腿腓侧，测膝阳关与阳陵泉连线之实测经脉线（纵线），在腓骨头前下方凹陷处划一横线，纵横2线交点是穴。左右计2穴。

【主治】急性胆囊炎，慢性胆囊炎，颈椎病，风湿性关节炎，胆道蛔虫病，肩关节周围炎，踝部扭伤，坐骨神经痛，股外侧皮神经病。

【针灸】针0.5～1.0寸，针感麻酸至外踝；温和灸10～20min。

【引证】

《灵枢·邪气脏腑病形》："胆病者，善太息，口苦，呕宿汁，心下澹澹，恐人将捕之，嗌中吩吩然，数唾，在足少阳之本末，亦视其脉之陷下者，灸之。其寒热者，取阳陵泉。"

《灵枢》："在膝外陷者中。"

《针灸甲乙经》："在膝下一寸，胻外廉陷者中。"（"胻骨"指腓骨）。

《神应经》："在膝下一寸，次外廉陷中，膝下外尖骨前六分。"（"膝下外尖骨"指腓骨小头）。

《循经考穴编》广注："膝下胻骨外廉，辅骨下寸许，大筋微前陷中，蹲坐取之。”（“辅骨”指胫骨外侧髁。“大筋”指腓骨长肌。）

《标准针灸经穴部位图谱》：“在小腿外侧，当腓骨头前下方凹陷处。”

（三）光明

【类属与名称】属足少阳胆经穴，名见：《灵枢·经脉》。光明 Guang ming （GB37）。

【定经取穴】位于小腿腓侧，腓骨前缘，测阳陵泉与光明连线之实测经脉线（纵线），在外踝尖上 5 寸划一横线，纵横 2 线交点是穴。左右计 2 穴。

【主治】睑腺炎，睑板腺囊肿，睑缘炎，结膜炎，沙眼，翼状胬肉，角膜炎，巩膜炎，视神经炎，视网膜中央动脉阻塞，视网膜中央静脉阻塞，特发性视网膜血管炎，视神经萎缩，带状

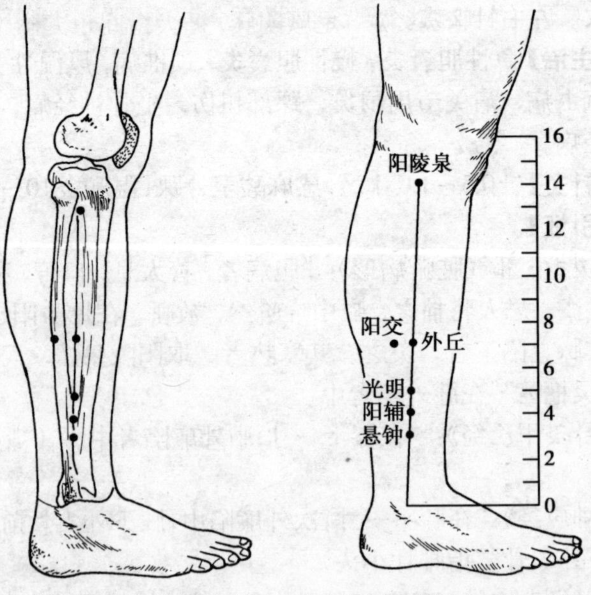

图 2-11-3　足少阳胆经小腿部体表循行实测经脉线上的腧穴

疱疹，中心性浆液性脉络膜视网膜病变。

【针灸】针0.3～0.5寸，针感麻酸至外踝；温和灸10～15min。

【引证】

《灵枢·经脉》："足少阳根于窍阴，溜于丘墟，注于阳辅，入于天容，光明也。"

《针灸甲乙经》："去踝上五寸。"

《标准针灸经穴部位图谱》："在小腿外侧，当外踝尖上5寸，腓骨前缘。"

第十二节　足厥阴肝经体表循行实测经脉线及其腧穴

一、足厥阴肝经经脉循行古代文献

《足臂十一脉灸经》："足厥阴脉，循大指间，以上出胻内廉，上八寸，交太阴脉，□股内，上入脞间。"

《阴阳十一脉灸经》甲本："足厥阴脉，系于足大指丛［毛］之上，乘足［跗上廉］，去内踝一寸，上［踝］五寸而［出大（太）阴之后］，上出鱼股内廉，触少腹，大眦旁。"

《灵枢·经脉》："肝足厥阴之脉，起于大指丛毛之际，上循足跗上廉，去内踝一寸，上踝八寸，交出太阴之后，上腘内廉，循股阴，入毛中，过阴器，抵小腹，挟胃，属肝，络胆；上贯膈，布胁肋，循喉咙之后，上入颃颡，连目系，上出额，与督脉会于巅；其支者，从目系下颊里，环唇内；其支者，复从肝别贯膈，上注肺。"

二、对足厥阴肝经体表循行的不同理解

本经自急脉以后存在不同理解：

《十四经发挥》："遂当冲门，府舍之分，入阴毛中。"

《类经》："上会于足太阴之冲门、府舍，入阴毛中之急脉，遂左右相交，环绕阴器。"

《类经图翼》："急脉 气府论曰：厥阴毛中急脉各一。……按此穴，自甲乙经以下诸书皆无，是遗误也。……今增入之。"

《腧穴学》："急脉穴系由清代李学川撰著的《针灸逢源》一书增入。"

三、足厥阴肝经体表实测经脉线循行定位

足部：本经始自足大趾末节外侧之大敦（在足大趾末节外侧，距趾甲角0.1寸）。从大敦沿第1、2趾间及第1跖骨间隙的足背上行至中封（在足背侧，当足内踝前，商丘与解溪连线之间，胫骨前肌腱的内侧凹陷处）。

小腿部：从中封沿胫骨内侧上行至内踝尖上7寸之中都（在小腿内侧，当足内踝尖上7寸，胫骨内侧面中央）。从中都向上后沿小腿胫侧行至膝关（在小腿内侧，当胫骨内上髁的后下方，阴陵泉后1寸，腓肠肌内侧头的上部）。从膝关上行至曲泉（在膝内侧，屈膝，当膝关节内侧面横纹内侧端，股骨内侧髁的后缘，半腱肌半膜肌上端的前缘凹陷处）。

大腿部：从曲泉沿大腿胫侧上行至大腿根部的阴廉（在大腿内侧，当气冲直下2寸，大腿根部，耻骨结节的下方，长收肌的外缘）。

胸腹部：从阴廉向上外行至急脉（在耻骨结节的外侧，在气冲外下方腹股沟股动脉搏动处，前正中线旁2.5寸）。从急脉向上外行至侧腹部的章门（在侧腹部，当第11肋游离端的下方）。从章门向上内行至胸部期门（在胸部，当乳头直下，第6肋间隙，前正中线旁开4寸）。

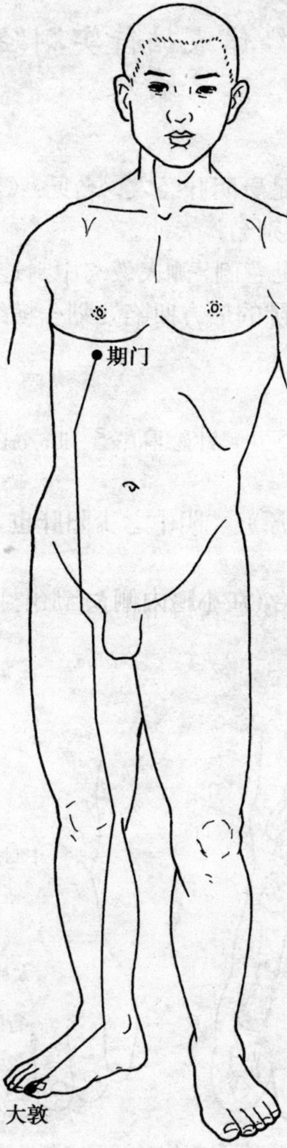

图 2-12-1　足厥阴肝经体表循行实测经脉线图

四、足厥阴肝经体表循行实测经脉线上的重要腧穴

太冲

【类属与名称】属足厥阴肝经穴，名见：《灵枢·本输》。太衝 Tai chong （LR3）。别名：大冲。

【定经取穴】位于足背侧，测大敦与中封连线之实测经脉线(纵线)，在第1跖骨间隙的后方凹陷处划一横线，纵横2线交点是穴。左右计2穴。

【主治】痛经。

【针灸】针0.3～0.5寸，针感麻酸至趾；温和灸10～15min。

【引证】

《灵枢·九针十二原》：“阴中之少阳肝也，其原出于太冲，太冲二。”

《针灸甲乙经》：“在足大指本节后二寸，或曰一寸五分陷者中。”

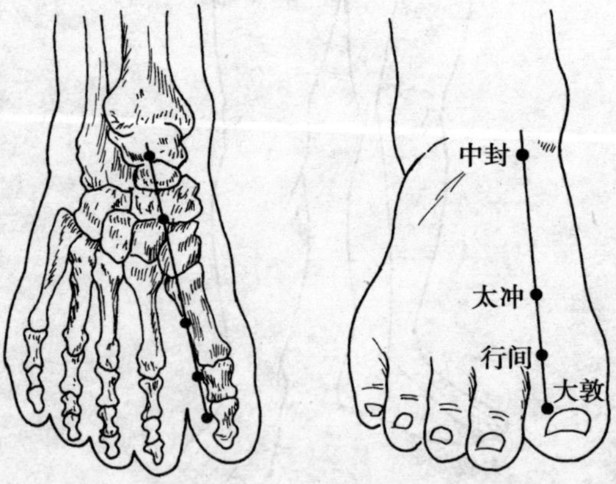

图2-12-2　足厥阴肝经足部体表循行实测经脉线上的腧穴

《外台秘要》："在足大指本节后二寸半，或曰一寸半陷者中。"

《标准针灸经穴部位图谱》："在足背侧，当第1跖骨间隙的后方凹陷处。"

第十三节 督脉体表循行实测经脉线及其腧穴

一、督脉经脉循行古代文献

《素问·骨空论》："督脉者，起于少腹，以下骨中央，女子入系廷孔，其孔，溺孔之端也，其络循阴器，合篡间，绕篡后，别绕臀至少阴，与巨阳中络者合。少阴上股内后廉，贯脊属肾。与太阳起于目内眦，上额交巅上，入络脑，还出别下项，循肩膊内，挟脊抵腰中，入循膂，络肾。其男子循茎下至篡，与女子等。其少腹直上者，贯脐中央，上贯心，入喉，上颐环唇，上系两目之下中央。"

《难经·二十八难》："督脉者，起于下极之俞，并于脊里，上至风府，入于脑（上巅，循额，至鼻柱）。"

《奇经八脉考》："其脉起于肾下胞中，至于少腹，乃下行于腰横骨围之中央，系溺孔之端。男子循茎下至篡，女子络阴器，合篡间，俱绕篡后屏翳穴，别绕臀，至少阴与太阳中络者，合少阴上股内廉，由会阳贯脊，会于长强穴，在骶骨端与少阴会，并脊里上行，历腰俞、阳关、命门、悬枢、脊中、中枢、筋缩、至阳、灵台、神道、身柱、陶道、大椎，与手足三阳会合，上哑门，会阳维，入系舌本上至风府，会足太阳阳维，同入脑中，循脑户、强间、后顶、上巅、历百会、前顶、囟会、上星，至神庭，为足太阳督脉之会，循额中至鼻柱，经素髎、水沟，会于足阳明至兑端，入龈交，与任脉足阳明交会而终。”

二、对督脉体表循行的不同理解

《针灸学》上海中医学院编、《经络学》天津中医学院编，将督脉起始部画在少腹膀胱经部位。

《经络学》将督脉起始部画在少腹部。

《针灸学》南京中医学院编，将督脉起始部画在会阴穴。

《医宗金鉴·刺灸心法要诀》、《中医基础理论》、《经络图解》将督脉循行中有“上至风府、入属于脑”一段予以表示。其他各家均未画出。

三、督脉体表实测经脉线循行定位

主线：起自尾骨端下的长强（在尾骨端下，当尾骨端与肛门连线的中点处)。从长强循骶、腰、背正中线直向上至大椎（在后正中线上，第7颈椎棘突下凹陷中)。从大椎循项、头顶正中线直达神庭（在头部，当前发际正中直上0.5寸)。从神庭循额正中线下行直抵鼻尖的素髎（在面部，当鼻尖正中央)。从素髎下行经人中沟直抵上唇内龈交（在上唇内，唇系带与上齿龈的相接处)。

支线：从第3骶椎棘突处从主线分出左右两支，距正中线0.5寸与主线并行，经骶、腰、背向上直抵颈部第5、6颈椎棘突之间与主线会合。

四、督脉体表循行实测经脉线上的重点腧穴

（一）大椎

【类属与名称】属督脉穴，名见：《素问·气府论》。大椎 Da zhui （DU14)。别名：百劳，上杼。

【定经取穴】位于后正中线上，测脊中与大椎连线之实测经脉线（纵线)，在第7颈椎棘突下凹陷中划一横线，纵横2线交点是穴。计1穴。

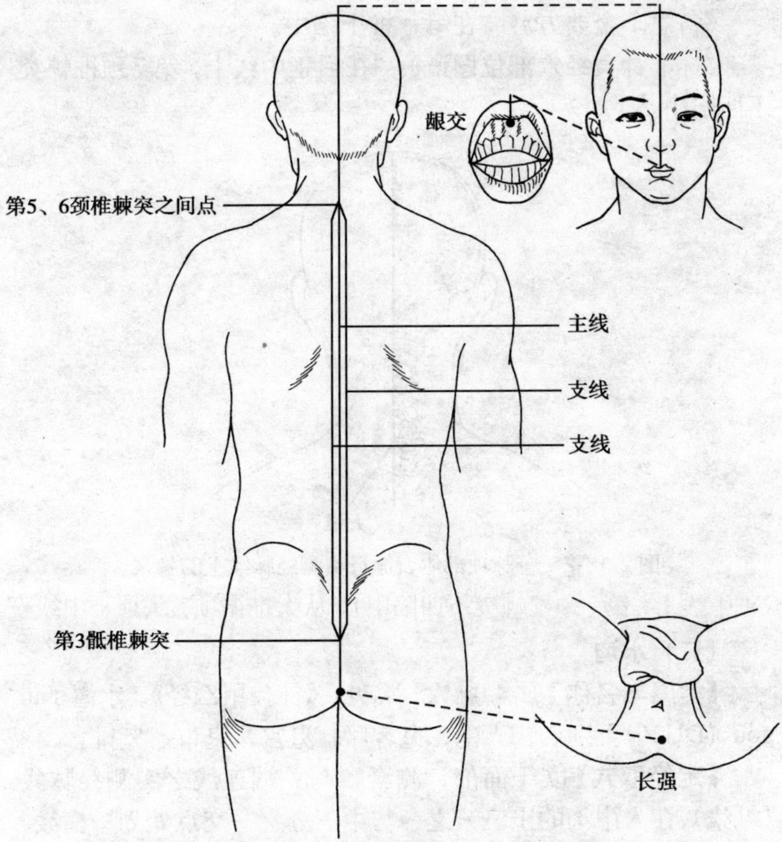

图 2-13-1 督脉体表循行实测经脉线图

【主治】高温综合征，严重急性呼吸综合征，流行性感冒，流行性脑脊髓膜炎，疟疾，共济失调，甲状腺功能亢进症，直肠脱垂，腰椎间盘突出症，腰肌劳损，急性感染性多发性神经根神经炎，癫痫，帕金森病，舞蹈病。

【针灸】针 0.3～0.5 寸，针感局部酸胀；温和灸 10～15min。

【引证】

《素问·气府论》："灸寒热之法，先灸项大椎，以年为壮数。"

《备急千金要方》：“在第一椎上陷中。”

《标准针灸经穴部位图谱》：“在后正中线上，第7颈椎棘突下凹陷中。”

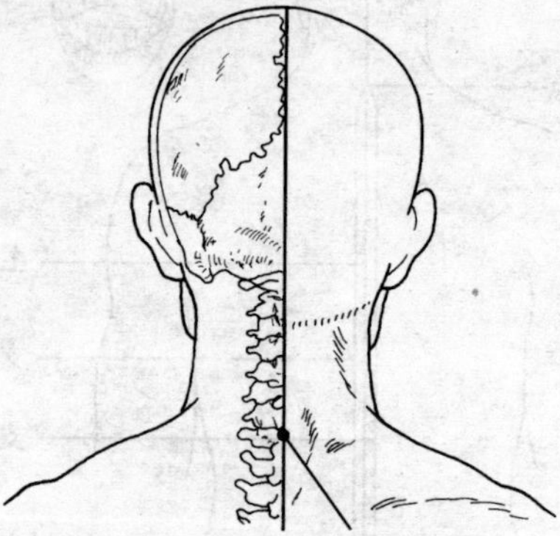

图2-13-2 督脉项部体表循行实测经脉线上的腧穴

（二）水沟

【类属与名称】 属督脉穴，名见：《针灸甲乙经》。水溝 shui gou（DU26）。别名：人中，鬼客厅，鬼宫，鬼市，鬼排。

【定经取穴】 位于面部，测素髎与兑端连线之实测经脉线（纵线），在人中沟的上三分之一与中三分之一交点处划一横线，纵横2线交点是穴。计1穴。

【主治】 晕厥。

【针灸】 针0.2～0.3寸，针感局部酸胀；温和灸10～15min。

【引证】

《针灸甲乙经》：“水沟，在鼻柱下人中，督脉，手足阳明之会，直唇取之。”

《扁鹊神应针灸玉龙经》：“在鼻下三分，衡水突起处是穴。”

《标准针灸经穴部位图谱》：“在面部，当人中沟的上三分之一与中三分之一交点处。”

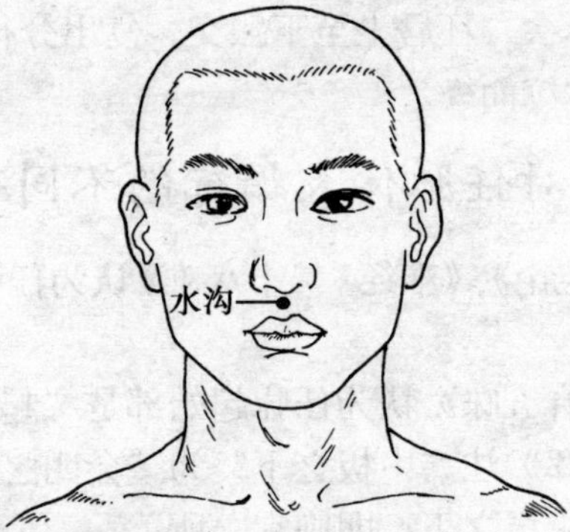

图2-13-3　督脉上唇部体表循行实测经脉线上的腧穴

第十四节　任脉体表循行实测经脉线及其腧穴

一、任脉经脉循行古代文献

《素问·骨空论》:“任脉者，起于中极之下，以上毛际，循腹里，上关元，至咽喉，上颐循面入目。”

《灵枢·五音五味》:“冲脉、任脉皆起于胞中，上循背里，为经络之海，其浮而外者，循腹（右）上行，会于咽喉，别而络唇口。”

《难经·二十八难》:“任脉者，起于中极之下，以上毛际，循腹里，上关元，至咽喉。”

《奇经八脉考》:“起于中极之下，少腹之内，会阴之分，上行而外出，循曲骨，上毛际，至中极，同足厥阴、太阴、少阴并行腹里，循关元，历石门，气海，会足少阳、冲脉于阴交，循神阙、分水，会足太阴于下脘，历建里，会于太阳、少阳、足阳明于中脘，上上脘、巨阙、鸠尾、中庭、膻中、玉堂、紫宫、华盖、璇玑，上喉咙，会阴维于天突、廉泉、上颐，循承浆与手足阳明、督脉会，环唇上至下龈交，复出分行，循面系两目下之中央，至承泣而终。”

二、对任脉体表循行的不同理解

《素问·骨空论》、《难经·二十八难》认为任脉起始部是“中极之下”。

《灵枢·五音五味》认为任脉起始部是“起于胞中”。

《十四经发挥》注“中极之下”为“会阴之分也”。

《类经》：“中极之下，即胞宫之所”。

《针灸学》上海中医学院编，将任脉起始部画在膀胱部。

《针灸学》南京中医学院编，将任脉起始部画在会阴部位。

《经络学》将任脉起始部画在少腹部位。

三、任脉体表实测经脉线循行定位

本经起始于会阴部的会阴（在会阴部，男性当阴囊根部与肛门连线的中点，女性当大阴唇后联合与肛门连线的中点）。从会阴上行沿外生殖器正中线至下腹部曲骨（在下腹部，当前正中线上，耻骨联合上缘的中点处），从曲骨循下腹部、上腹部、胸部正中线直上至颈部天突（在颈部，当前正中线上，胸骨上窝中央）。从天突沿正中线上行经结喉直抵面部颏唇沟正中的承浆（在面部，当颏唇沟的正中凹陷处）。

四、任脉体表循行实测经脉线上的重点腧穴

关元

【类属与名称】属任脉穴，名见：《灵枢·寒热病》。关元Guan yuan（RN 4）。别名：下纪，次门，三结交，丹田，大中极，关原，中大，大海，溺水，大涃，昆仑，持枢，五城，产门，脖胦，子处，血海，命门，血室，下肓，精露，利机，子户，胞门，子宫，子肠，肓之原，气海。

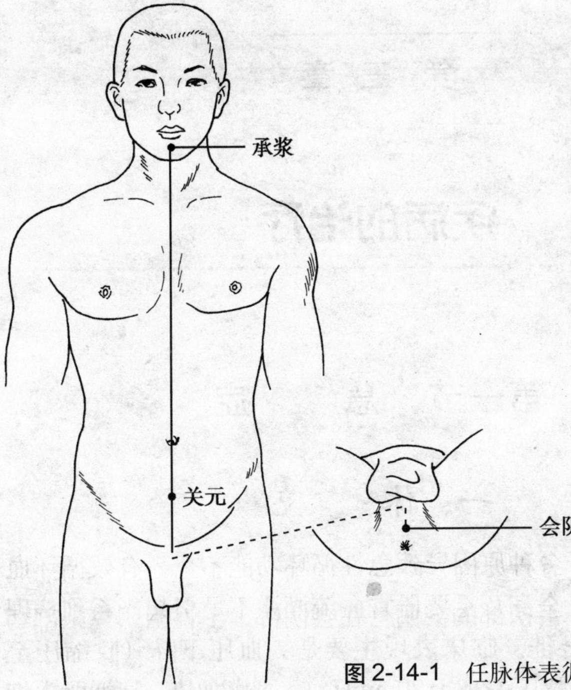

图 2-14-1　任脉体表循行实测经脉线图

【定经取穴】位于下腹部，前正中线上，测曲骨与神阙连线之实测经脉线（纵线），在脐中下 3 寸划一横线，纵横 2 线交点是穴。计 1 穴。

【主治】甲状腺功能减退症，异常白带，外阴瘙痒，早泄，阳痿，遗精。

【针灸】针 0.3～0.5 寸，针感抽胀至耻骨联合；温和灸 20～30min。

【引证】

《灵枢·寒热病》："三结交者，阳明太阴也，脐下三寸关元也。"

《标准针灸经穴部位图谱》："在下腹部，前正中线上，当脐中下 3 寸。"

第三章

疾病的治疗

第一节 急 症

一、休 克

休克是由于各种原因导致急性循环功能不全，有效循环血容量急剧减少，全身及重要器官血流灌注不足引起一系列病理改变的临床综合征。临床表现主要是：血压下降（收缩压至80mmHg以下，脉压差小于20mmHg）、心率加快、脉细弱或细数、头晕乏力、精神淡漠或烦躁不安及反应迟钝、皮肤苍白或湿冷、浅表静脉塌陷，尿量减少，甚至昏迷、死亡。根据不同病因，临床上可分如下几个类型：

1. 感染性休克　是微生物因子和机体防御机制相互作用的结果，微生物的毒力和数量以及机体的内环境与应答是决定感染性休克发生发展的重要因素。

2. 心源性休克　是指各种原因所致的心脏泵血功能障碍为特征的急性组织灌量不足引起的临床综合征。

3. 低血容量性休克　指各种原因引起的全血、血浆或体液和电解质丢失导致循环衰竭，不能维持正常机体组织血供以及氧和其他营养质的供给。

4. 过敏性休克　本病大都猝然发生，约半数患者在5min内发生症状，多见于注射药物后（例如青霉素G等），仅10%患者症状起于半小时以后，极少数患者在连续用药过程出现本症。过敏性休克有两大特点：一是有休克表现即血压急剧下降到80/50mmHg以下，病人出现意识障碍，轻则朦胧，重则昏迷；二是在休克之前或同时，常有一些过敏相关的症状。

中医学认为本病属于“脱证”、“厥证”范畴。暴吐暴泻、失血之后，正气至虚；或外伤等不内外因。均可导致邪毒内陷或脏腑气血阴阳逆乱，气血耗伤，阴竭阳亡，正气耗脱，发为厥脱。

【经络辨证】“是主脉所生病者：烦心、心痛”。属于手厥阴心包经病候。

【经上一针】测一侧手厥阴心包经内关段实测经脉线，针内关，用泻法，针后通脉冲电，留针30min。左右内关交替进行针刺。

【辨证吸氧】留针同时用鼻塞法吸氧，3～5L/min。

【注意事项】必须早期诊治，积极预防休克的发生，疑有休克趋向，立即急救，以免发生死亡。

二、晕　　厥

晕厥为心排血量突然减少，脑组织暂时缺血所引起的短暂意识丧失。如由于心跳骤停而发作者，称为心源性脑缺血综合征（阿－斯综合征），常伴有抽搐；如因反射性周围血管扩张或急性大量失血引起脑缺血而发生者，称为血管晕厥。此外，血压陡然增高造成脑血管痉挛，颅内压增高或脑水肿时，也可引起晕厥。

中医学认为卒然昏到不省人事，多由十二经脉气血不能上循于头，阳气不能通达于四末，或情绪波动，伤痛加剧，而使气机内乱，阴阳之气不能顺接，清窍受扰所致。

【经络辨证】“督脉之为病，脊强而厥”属督脉病候。

【经上一针】测督脉水沟段实测经脉线，针水沟，用泻法。针后通脉冲电，留针30min。

【辨证吸氧】留针同时用鼻塞法吸氧，3～5L/min。

【注意事项】病人以平卧为佳，保温。

三、昏　　迷

昏迷，为各种病因引起脑功能发生高度抑制的病理状态，主要特征是意识障碍，随意运动丧失，对外界刺激不起反应或出现病态反射活动。并引起运动感觉和反射功能障碍。广义的昏迷包括不同程度意识障碍，可分为觉醒障碍和意识内容障碍。

1. 觉醒障碍

(1) 嗜睡：主要表现为病理性睡眠过多过深，能被各种刺激而唤醒，并能正确回答和做出各种反应，但刺激停止后即入睡。

(2) 昏睡：处于熟睡状态，不易唤醒，在持续强烈刺激下（如压迫眶上神经、摇晃患者身体）能睁眼、呻吟、躲避，可作简单而模糊的回答，但很快又再入睡。

(3) 昏迷：是严重的意识障碍，表现为意识持续的中断或完全丧失。可以为三个阶段：

轻度昏迷：意识大部分丧失，无自主运动，对声、光刺激无反应，对疼痛刺激尚可出现痛苦的表情或肢体退缩等防御反应。

中度昏迷：对周围事物和各种刺激几乎无反应，对于剧烈刺激可出现防御反射。角膜反射减弱、瞳孔对光反射迟钝、眼球无运动。

深度昏迷：全身肌肉松弛，对各种刺激全无反应，深浅反射均消失。

2. 意识内容的障碍

(1) 意识混浊：表现为注意力涣散，感知迟钝，对刺激的反应不及时、不确切，定向不全。

（2）精神错乱：为严重的混浊状态并有思维错乱，反应混乱，胡言乱语，兴奋躁动。

（3）谵忘状态：除了精神错乱外并有大量错觉、幻觉，具有鲜明生动的内容，常为恐怖性质。

中医学认为本病属“神昏”、“昏愦”、“昏谵”范围。临床辨证有闭证、脱证之别，闭证为邪毒内陷，痰浊、邪热、瘀血，风阳上扰，蒙蔽清窍所致；脱证为正气耗脱，神无所倚引起。

【经络辨证】“心者五脏六腑之大主也……诸邪之在心者，皆在于心之包络，包络者，心主之脉也”。属于手厥阴心包经病候。

【经上一针】测一侧手厥阴心包经内关段实测经脉线，针内关（左右内关交替针刺），闭证用泻法，脱证用补法。针后通脉冲电，留针30min。一日三次。

【辨证吸氧】留针同时用鼻塞法吸氧，3～5L/min。

四、高温综合征

高温综合征是在高温环境下或由于体液过度丧失，或由于散热机制衰竭出现高热，从而发生的一系列热损伤疾病。当深部体温＞41℃，体内蛋白酶发生变性，线粒体功能受损，细胞膜稳定性差，氧依赖代谢途径遭破坏。多系统衰竭常伴随存在。依据发病机制和临床表现常分为三型：

1. 热痉挛　由于大量失水和失盐引起的肌肉疼痛性痉挛。当痉挛影响到腹部肌肉时，疼痛类似于急腹症。患者常诉恶心、呕吐和乏力。

2. 热衰竭　患者感到疲乏、倦怠、焦虑、头痛、恶心、呕吐；进一步发展可致循环衰竭，皮肤苍白，湿冷，大量出汗，脉弱不缓慢，血压降低，神志改变或休克样神志不清。热昏厥是热衰竭中较轻的表现。主要是由于长时间在高温环境下站立，血液流向下肢扩张的血管所致，体温升高不明显。

3. 热射病　是因高温引起体温调节中枢功能障碍出现高热，严重生理和生化异常。

中医学认为本病属“中热”、“中暍”、“伤暑”、“暑厥”、“暑风”，俗称“发痧”、“中暑”等范畴。多因素体虚弱，夏感暑热、暑湿秽浊之气；或暴暑下逼，地湿上蒸；或高温环境下作业引起。若热邪内侵，郁于肌表，则出现中暑之轻证；若邪热炽盛，阴气耗伤，蒙蔽清窍，内犯心包，扰乱神明，则出现动风昏厥之重证。甚则气阴枯竭，呈现虚脱之危候。

【经络辨证】“手心主，少阴厥逆，心痛引喉，身热，死不治”，属手厥阴心包经病候；“督脉为病，脊强反折”。

【辨证归经】“心者五脏六腑之大主也……诸邪之在心者，皆在于心之包络，包络者，心主之脉也”，应以手厥阴心包经为主；督脉为阳脉之海。

【经上一针】测督脉大椎段实测经脉线，针大椎，沿皮向下斜刺，用泻法；隔3～4小时再测一侧手厥阴心包经内关段实测经脉线，针内关（左右内关，交替针刺），亦用泻法。2穴在针后通脉冲电，留针30min。

【辨证吸氧】留针期间用鼻塞法吸氧，2～5L/min。

【注意事项】发现高温综合征患者，应立即离开高温、高湿环境，到阴凉通风处进行治疗。

五、急性酒精中毒

急性酒精中毒，其临床表现因人而异，中毒症状出现迟早也各不相同，与饮酒量、血中乙醇浓度呈正相关，也与个体敏感性有关。大致分为三期：

1. 兴奋期　当血酒精含量在200～990mg/L时，出现头昏、乏力、自控力丧失，自感欣快，言语增多，有时粗鲁无礼，易感情用事，颜面潮红或苍白，呼出气带酒味。

2. 共济失调期　此时血酒精含量达1000～2999mg/L时。患者动作不协调，步态蹒跚、动作笨拙、语无伦次，眼球震颤、躁动、复视。

3. 昏迷期 血酒精含量达3000mmg/L以上。患者沉睡，颜面苍白、体温降低、皮肤湿冷、口唇微绀，严重者昏迷、出现陈一施二氏呼吸、心跳加快、二便失禁，因呼吸衰竭死亡。

中医学认为本病属“酒毒”、“肝风”、“呕吐”等病证范畴。多因酒毒内蕴，损伤肝脾胃等脏腑功能，痰热中阻，肝火上逆所致。

【经络辨证】“是动则病：舌本强，食则呕”，属足太阴脾经病候；“是主脉所生病者：烦心”，属手厥阴心包经病候。

【辨证归经】“心者五脏六腑之大主也……诸邪之在心者，皆在于心之包络，包络者，心主之脉也”，应以手厥阴心包经为主。

【经上一针】测一侧手厥阴心包经内关段实测经脉线，针内关，用泻法，针后通脉冲电留针30min。左右内关交替进行针刺。

【辨证吸氧】留针同时用鼻塞法吸氧，2～5L/min。

【注意事项】呕吐剧烈时，应防止呕吐物反呛入肺。并注意避风寒。

六、一氧化碳中毒

家庭用煤炉产生的CO及煤气泄露，是生活性中毒最常见的原因。轻度中毒者有头痛、眩晕、乏力、心悸、恶心、呕吐及视力模糊。病情严重时皮肤、口唇黏膜、甲床偶可呈现樱桃红色，呼吸及心率加快，四肢肌力增强，意识障碍程度达深昏迷或去大脑皮质状态。最终因呼吸循环衰竭而死亡。

中医学虽无本病病名，但根据其病因及临床表现，认为主要是邪毒上蒙清窍、扰乱神明所致。

【经络辨证】“是动则病：冲头痛”属足太阳膀胱经病候；“是主脉所生病者：烦心，心痛”，属手厥阴心包经病候；“是主骨所生病者，头痛”属足少阳胆经病候；“督脉为病，脊强反折”，属督脉病候。

【辨证归经】“心者五脏六腑之大主也……诸邪之在心者，皆在心之包络，包络者，心主之脉也”，应归属手厥阴心包经及督脉。因督脉是阳脉之海。

【经上一针】测一侧手厥阴心包经内关段实测经脉线，针内关，间隔4小时后再测督脉大椎段实测经脉线，针大椎，用泻法，针后通脉冲电，留针30min，2穴轮番治疗。

【辨证吸氧】留针同时，用鼻塞法吸氧，2～5L/min。

【注意事项】使病人脱离中毒环境，转移到空气新鲜的地方后再进行治疗，如呼吸停止，应做人工呼吸，同时氧气吸入。

七、毒　瘾

毒品是指阿片、海洛因、大麻、可卡因等，能使人成瘾的麻醉药和神经药品。我国吸毒人群遍布全国31个省市，染上毒瘾的人群丧失劳动力，为了获得毒品，使犯罪增加，引起社会不稳定；并通过吸毒传播淋病、梅毒、疥疮、艾滋病等性传播疾病。一般人们在吸毒3～4次，甚至1～2次，就可上瘾。多数人在初次吸毒的短时间内有恶心、呕吐等不适感觉。但随着毒品产生的欣快作用，使人产生一种松弛、舒服的感觉，对它产生渴求感。反复吸毒，并不断加大吸毒量，机体很快进入躯体上和精神上的依赖性。若突然停止，产生戒断综合征。一般停用后3～6小时内，患者可无明显症状、体征，此后出现激动不安，失眠、呵欠不断、出汗、流泪、流涕、饮食不振、汗毛竖立和震颤。24～48小时后，戒断症状达顶峰，上述症状加重外，伴有恶心、呕吐、明显发冷，交替发热与大汗淋漓，一阵阵汗毛竖起，皮肤似拔毛后的火鸡皮，称冷火鸡皮肤。尚可有背部、肢体疼痛、急性腹痛，患者在床上蜷缩成团，膝盖上抵腹部，来回翻动，可致肘、膝皮肤擦伤。患者常因不进食、不饮水，伴呕吐和出汗，体重很快下降，呼吸、心跳加快、瞳孔扩大、血压升高、体温偏高、肌肉剧烈震颤和抽搐。如不予以处理，多数症状在停止吸毒后第7～10天消失。但失眠、软弱无力、激动不安和肌肉疼痛等症状可持续数周。在精神上，患者持续而周期地渴望得到毒品，这种渴望压倒一切，发展到非用它不可。为达此目的，患者变得极度自私，不择手段获取毒品，荣辱俱忘，对社会、家庭全无责任感，危害个人、家庭和社会，成瘾性的孕妇可使胎儿也产生躯体依赖性。新生儿表现为激惹不安、竭力啼哭、震颤、反射亢进、呼吸加快、大便增多、频频哈欠、呕吐和发热。

【经络辨证】“是动则病：洒洒振寒，善伸，数欠”，属足阳明胃经病候。

【经上一针】测一侧足阳明胃经足三里段实测经脉线，针足三里（左右足三里交替针刺）。用平补平泻法，针后通脉冲电，留针30min。开始停用毒品的第一周，每日3次，以后改为一日1次。

【辨证吸氧】留针同时用鼻塞法吸氧，3～5L/min。

附：戒　　烟

吸烟对人体的危害是个缓慢的过程。由于烟雾中的尼古丁迅速吸收，很快进入脑部，作用于脑部的尼古丁胆碱能受体，产生喜悦、满足的感觉，致长期吸用。并使脑部尼古丁胆碱能受体数增加，形成心理依赖。当停止吸烟时，撤除症状可在几小时内发生，包括焦虑、激动不安、注意力不易集中、睡眠障碍、甚至抑郁，渴求复吸烟草，产生成瘾性。长期吸烟可诱发多种癌症、心脑血管疾病、呼吸道和消化道疾病；青少年吸烟会影响其正常发育；育龄妇女吸烟会严重影响胎儿和新生儿健康。吸烟已成为严重危害健康的紧迫问题。

【经络辨证】“是动则病：饥不欲食，面如漆柴……坐而欲起，目䀮䀮如无所见”属足少阴肾病候。

【经上一针】测一侧足少阴肾经复溜段实测经脉线，针复溜（左右复溜交替针刺）。用平补平泻手法，针后通脉冲电，留针30min。

【辨证吸氧】留针同时用鼻塞法吸氧，3～5L/min。

第二节 传 染 病

一、严重急性呼吸综合征

严重急性呼吸综合征（SARS），是新出现的以发热、呼吸道症状为主要表现的具有明显传染性的肺炎。2003年4月16日WHO在日内瓦宣布，一种新的冠状病毒是SARS的病原，并命名为SARS冠状病毒。SARS潜伏期一般在2～10日之间，多数在4～5日内发病，起病急骤，早期以病毒感染的非特异性症状为主，常以发热为首发和主要症状，体温一般高于38℃，常呈持续性高热，可伴有畏寒、肌肉酸痛、关节酸痛、头痛、乏力。接着出现呼吸系统症状，大多有咳嗽，以干咳为主，少部分出现咽痛。可有胸闷，严重者渐出现呼吸加速、气促，甚至呼吸窘迫。呼吸困难和低氧血症多见于发病6～12日以后。部分患者也可出现腹泻、恶心、呕吐等消化道症状。SARS患者的肺部体征常不明显，部分患者可闻少许湿啰音，或有肺实变体征。

中医学认为本病属春温、湿热疫疠的范畴。

【经络辨证】“是主肺所病者：咳，上气，喘渴，烦心、胸满”属手太阴肺经病候；“是主血所生病者：……温淫、汗出”属足阳明胃经病候；“督脉之为病，脊强而厥”属督脉病候。

【辨证归经】“心者五脏六腑之大主也……诸邪之在心者，皆在心之包络，包络者，心主之脉也”。肺经、胃经病候应归属手厥阴心包经。督脉为阳脉之海。

【经上一针】一日可针2～3次。每次一经一穴。测督脉大椎段实测经脉线，针大椎；主诉有畏寒者用烧山火补法，主诉有发热感者，用透天凉泻法，针沿皮下向下斜刺。第二次测一侧手厥阴手包经内关段实测经脉线，针内关(左右内关交替针刺)，用泻法。针后通脉冲电，留针30min。

【辨证吸氧】留针同时用面罩法吸氧，氧流量3～5L/min。

【注意事项】对SARS患者应隔离治疗，对可疑患者也应有适当的检疫期，对与SARS患者有过密切接触而无症状者应加强医学观察。房间应定时通风，保持良好的公共环境卫生。医务人员应勤洗手，接触患者时应穿隔离衣，戴手套和口罩。防护方法包括：①住院部：若有可疑SARS患者住院时，应进行接触及空气预防包括医务人员接触病人时穿隔离衣，戴手套，戴N95口罩或外科口罩；病人使用负压通风的带洗手间、洗澡设施的单间。②门诊部：若有可疑SARS患者到急、门诊就诊，应在隔离间检查，病人要戴口罩，医务人员戴N95口罩或外科口罩。③社区：可疑病人应戴口罩；若病人不便戴口罩时，家庭成员与病人接触时应戴外科口罩；家庭成员应勤洗手。

二、流行性感冒

流行性感冒，简称流感。是由流感病毒引起的、经飞沫传播的急性呼吸道传染病，临床上有急起畏寒、高热、头痛、乏力、全身肌肉酸痛和轻度呼吸道症状，传播性强，但病程短，常呈自限性，老年人和伴有慢性呼吸道疾病或心脏病患者易并发肺炎，且有导致死亡的可能。

本病的潜伏期一般1～3日(数小时至4日)。体温可达39～40℃，一般持续2～3日后渐退。全身症状逐渐好转，但鼻塞、流涕、咽痛、干咳等上呼吸道症状却更显著，少数病人可有鼻出血、食欲不振、恶心、便秘或腹泻等轻度胃肠症状。病人呈急病容，面颊潮红，眼结膜轻度充血和眼球压痛，咽充血，口腔黏膜可有疱疹。症状消失后，仍感软弱无力，精神较差，体力恢复缓慢。血象：白细胞总数减少，淋巴细胞相对增加，嗜酸性粒细胞消失。合并细菌感染时，白细胞总数和中性粒细胞增加。流感与普通感冒相鉴别：普通感冒主要为鼻塞、流涕、打喷嚏、咽痛等，全身症状较轻，无明显中毒症状。流感与SARS相鉴别：SARS早期症状与流感相似，有高热、关节肌肉酸痛、乏力等，但患者一般无明显的卡他症状，稍有咳嗽，以后迅速出现肺部炎性改变，有胸闷，呼吸困难等，外周血淋巴细胞减少。流感与流脑鉴别：流脑早期症状往往类似流感，但流脑有明显的季节性，儿童多见，早期有剧烈头痛、脑膜刺激症状、瘀点、口唇疱疹等。

中医学认为本病属于时行感冒范畴，称为“重伤风”、“时行疠气”。根据感邪性质和临床表现的不同，临床有风寒、风热两大类，并有夹湿、夹滞等兼证以及体虚感冒的不同。

【经络辨证】“口干、鼽衄、喉痹”属于手阳明大肠病候；“温淫、汗出、鼽衄……喉痹”属足阳明胃经病候。

【辨证归经】大椎为督脉经穴，又是诸阳之会。本病急起畏寒、高热、头痛、乏力、全身肌肉疼痛，故应归经属督脉。

【定经取穴】督脉大椎。

【经上一针】患者侧卧，两腿弯曲，嘱患者用双手抱住后枕部，使颈部和胸部最大限度向前弯曲，测督脉大椎段实测经脉线常规消毒后，持针沿大椎皮下向下斜刺2～3cm，局部产生酸胀感后，如果患者当时感到畏寒，可用烧山火手法，捻针时背、腰、骶部产生发热感时即可留针；如果患者当时主诉感到发热时，可用透天凉手法，捻针时背、腰、骶部产生凉感时即可留针。用脉冲电针机通电30min。

【辨证吸氧】留针通电30min同时，用鼻塞法吸氧3～5L/min。

【疗效】当针刺后出现冷热感觉后，患者即述畏寒及发热消失，但此时体温并未下降，体温一般于1小时后开始下降，6～

15个小时体温降至正常。

【注意事项】隔离患者，室内宜通风，室温保持25℃为宜。

三、流行性腮腺炎

流行性腮腺炎，简称腮腺炎或流腮，是儿童和青少年中常见的呼吸道传染病，由腮腺炎病毒所引起。潜伏期8～30日，平均为18天。患者大多无前驱期症状，而以耳下部肿大为首发症状，少数病例可有短暂非特异性不适（数小时至2日），起病大多较急，有发热、寒战、头痛、咽痛、食欲不振、恶心、呕吐、全身疼痛等，数小时至1～2日后，腮腺即显著肿大。发热自38～40℃不等，症状轻重也很不一致，成人患者一般较严重。腮腺的非化脓性肿胀疼痛为最具特征性，一侧每先肿胀，但也有两侧同时肿胀者；一般以耳垂为中心，向前、后、下发展，状如梨形而具坚韧感，边缘不清。当腺体肿大明显时出现胀痛及感觉过敏，张口咀嚼及进酸性饮食时更甚。局部皮肤紧张发亮，表面灼热，但多不红，有轻触痛。腮腺四周的蜂窝组织也可呈水肿，可上达颞部及颧弓部，下至颌部及颈部，胸锁乳突肌处也可被波及，因而使面貌变形。腮腺肿大多于1～3日达到高峰，持续4～5日逐渐消退而恢复正常。整个病程约10～14日。病毒可侵犯各种腺组织或神经系统及肝、肾、心、关节等几乎所有的器官。因此常可引起脑膜脑炎、睾丸炎、卵巢炎、胰腺炎、乳腺炎等症状。周围血象：白细胞计数大多正常或稍增加，淋巴细胞相对增多。有并发症时白细胞计数可增高，偶有类白血病反应。尿检查，肾脏受累时尿中可出现蛋白尿，红白细胞等，甚至类似肾炎的尿改变。流行性腮腺炎与化脓性腮腺炎鉴别：化脓性腮腺炎，常为一侧性，局部红肿压痛明显，晚期有波动感，挤压时有脓液自腮腺管流出，血象中白细胞总数和中性粒细胞明显增高。

中医学称本病为“痄腮”及“蛤蟆瘟”，认为时行温毒侵袭少阳、阳明二经，风热夹痰火壅滞两腮，便可形成本病。

【经络辨证】“颈肿、喉痹……”为手足阳明经共有的病候，同时手足阳明二经循行均通过腮腺部位。

【辨证归经】本病属手足阳明经病候，手阳明大肠经与肺经相表里，同时亦属手太阴肺经。

【经上一针】

一法：测手太阴肺经少商段实测经脉线，少商放血三滴，一日3次。左右少商交替针刺。

二法：测一侧手阳明大肠经手三里段实测经脉线，针刺手三里，留针30min，同时针上通脉冲电。左右手三里交替进行针刺。

三法：测一侧足阳明胃经足三里段实测经脉线，针刺足三里，留针30min，同时针上通电。左右足三里交替进行针刺。

【辨证吸氧】二、三法留针通脉冲电30min同时用鼻塞法吸氧2～3L（儿童）。每日2～3次。

【注意事项】隔离患者至腮腺肿胀完全消退为止。

四、流行性脑脊髓膜炎

流行性脑脊髓膜炎是由脑膜炎球菌引起的化脓性脑膜炎。病原菌借飞沫由空气传播。发病率均随着冬季来临而增加，一般从11月份开始上升，至2～4月份为高峰，5月起下降。室内空气流通不畅，人口流动，居住拥挤及上呼吸道病毒感染，均有利于疾病的传播。15岁以下儿童发病率较高。致病菌由鼻咽部侵入血循环，形成败血症，最后局限于脑膜及脊髓膜，形成化脓性脑脊髓膜病变。主要临床表现有发热、头痛、呕吐、皮肤瘀点及颈项强直等脑膜刺激征。脑脊液呈化脓性改变。

中医学认为本病属“风温”、“春温”、“瘟疫”等病证范畴。

【经络辨证】“督脉为病，脊强反折”为督脉病候。

【经上一针】测督脉大椎段实测经脉线，针大椎，针刺后用泻法，然后通脉冲电 30min。每日 3 次。

【辨证吸氧】针刺后用鼻塞法吸氧，2～3L/min（儿童）。

【注意事项】应隔离治疗，重症患者应配合中西医抢救。

五、疟　疾

疟疾是疟原虫所引起的传染病，临床上以间歇性寒战、高热、出汗和脾肿大、贫血等为特征，恶性疟有侵犯内脏引起凶险发作的倾向。典型发作，周期性和间歇性发作是疟疾的临床特点。可分发冷期：有寒战、脸色苍白、唇甲发绀、肢体厥冷、鸡皮样皮肤等，持续 10～60min，体温迅速上升；发热期：寒战停止后继以高热和脸色潮红，体温可达 39～41℃，伴头痛、口渴、脉搏快而饱满、呼吸急促，一般持续 4～8 小时；出汗期：高热后病人突发全身大汗，体温骤然下降，当时除疲劳外，顿感舒服轻松，常安然入睡，此时持续约 2～3 小时。发作过后唇鼻部每有单纯疱疹出现。多次发作后脾脏明显肿大。可分间日疟、三日疟和恶性疟。

中医学称本病为“疟疾”或“打摆子”。认为该病乃因感受疟邪所致。疟邪伏于半表半里与正气相争，故发生疟疾的一系列症状。

【经络辨证】疟疾属足阳明胃经、足太阳膀胱经及足少阳胆经病候。

【辨证归经】督脉大椎是手足三阳经之会。应归属督脉。

【经上一针】测督脉大椎段实测经脉线，针大椎。疟疾发作时，在发冷期采用烧山火补法；在发热期采用透天凉泻法。疟疾间歇期针刺选在发作前 1～2 小时针刺大椎，采用平补平泻。针后均通脉冲电，留针 30min。

【辨证吸氧】以上情况针刺留针通电 30min 同时用鼻塞法吸氧，3～5L/min。

【注意事项】隔离患者以防传染他人。

六、猩红热

猩红热是由α组β溶血性链球菌引起的呼吸道传染病。起病急骤，高热、咽痛明显，吞咽时加剧，扁桃体及其周围组织肿胀、充血，全身酸痛，乏力、头痛等。恶心、呕吐和腹痛等症状在儿童中多见。尚有皮疹等特殊表现。皮疹一般在起病后24小时内出现，典型的皮疹是在全身皮肤弥漫性充血发红的基础上，广泛散布针尖大小、密集而均匀的点状略微隆起的猩红热皮疹，亦可融合成片，指按后充血减退，触之有细沙样感觉，严重者可出现血疹。在皮肤皱褶处如颈部、腋窝肘窝、腹股沟等处，常因压迫摩擦而引起皮下出血，形成紫红色线条，成为帕氏线。面部充血潮红，口鼻周围呈白色，称“口周苍白”。皮疹开始于耳后，颈部、上胸部，在一日内迅速蔓延至全身，然后依上述出疹顺序消退，2～4日内完全消失，重症病人可持续1周。病程的第1周末或第二周内开始脱皮，皮疹严重者脱皮较早，且较明显，多呈片状，在手掌、足底和四肢处可见大片状脱皮，面、颈、躯干部大多为糠屑样脱皮，脱皮常历时3～4周或更长。病初起时，舌被白苔，舌乳头明显红肿，突出于白苔之外，舌尖及舌前部边缘较著，称“草莓舌”。2～4日后白苔脱落，舌面光滑呈牛肉色，乳头仍突起，称“杨梅舌”。发热多呈持续性，39℃左右，皮疹出现后可略下降。

中医学认为本病属“烂喉痧”的范畴。多因湿热疫毒时邪经口鼻侵袭人体，结聚于咽喉所致。初起邪在肺胃，热毒循经上攻咽喉，继而疫毒内迫血络，外窜肌表，甚则邪毒内陷心肝而出现神昏痉厥等危候。后期则表现为阴伤而余邪未尽之象。

【经络辨证】属手太阴肺经病候，及足阳明胃经病候。

【经上一针】

一法：测手太阴肺经一侧少商段实测经脉线，少商点刺放血三滴，一日3次。左右少商交替进行针刺。

二法：测一侧足阳明胃经足三里段实测经脉线，针足三里（左右足三里交替进行针刺），用泻法针，针后通脉冲电30min，同时用鼻塞法吸氧，2～3L/min（儿童）。

【注意事项】注意隔离患者，注意皮肤及口腔卫生，病出前后应避风寒。

七、细菌性痢疾

细菌性痢疾是由痢疾杆菌引起的常见急性肠道传染病。一般均有菌痢接触史或不洁饮食史。潜伏期数小时至7日，多数为1～2日。以结肠黏膜化脓性溃疡性炎症为主要病变，以发热、腹泻、腹痛、里急后重，黏液脓血便为主要临床表现，可伴全身毒血症症状，严重者可有感染和（或）中毒性脑病。

中医学称本病为“痢疾”、“肠澼”、“大瘕泄”等。认为外感湿热疫毒之气，内伤饮食生冷，导致脾胃与肠腑受伤，便可形成本病。其病位在肠，初痢多见实证，久痢多见虚证。

【经络辨证】“是主脾生病者：……瘕、泄”，属足太阴脾经病候；“是主肾所病者：……肠澼”，属足少阴肾经病候。

【辨证归经】足太阴脾经与足阳明胃经相表里，实证取足阳明胃经；虚证取足少阴肾经。

【经上一针】

实证测足阳明胃经足三里段实测经脉线，针足三里，针感至足背，用泻法，针上通脉冲电30min留针。左右足三里交替使用。

虚证测足少阴肾经复溜段实测经脉线，针复溜，针感麻酸至足跟，用补法，针上通脉冲电30min留针。左右复溜交替进行针刺。

【辨证吸氧】留针30min，同时用鼻塞法吸氧3～5L/min。

【注意事项】应隔离患者，进半流素食。

八、百 日 咳

百日咳，是小儿常见的急性呼吸道传染病，百日咳杆菌是本病致病菌。其特征为阵发性咳嗽，咳嗽末伴有特殊的吸气吼声，病程较长，可达数周甚至3个月左右，故有百日咳之称。潜伏期一般7～10日，可长至21日，临床病程可分为3期。

1. 卡他期　从发病开始至出现痉咳，一般约1～2周。开始症状类似感冒，除咳嗽外，可能流涕、喷嚏、轻度发热，也可只有干咳，并不引起注意。当其他症状逐渐消失时，咳嗽反而加重，日轻夜重，渐呈痉咳状。

2. 痉咳期　一般为2～6周（自数日至2个多月）。阵发性、痉挛性咳嗽为本期特点。发作时频频不间断的短咳十余声或数十声为呼气状态，最后深长吸气，因其喉部仍呈痉挛状态，故伴有高音调的鸡鸣样吼声，接着又发生下次的痉咳，如此反复发作多次，直至咯出黏稠痰液为止。咳嗽剧烈时，可有大、小便失禁、双手握拳屈肘、两眼圆睁、面红耳赤、涕泪交流、头向前倾、张口伸舌、唇色紫绀等，表情极其痛苦，呕吐后方告结束。轻者一日数次，重者一日数十次，以夜间为多。新生儿和婴幼儿常无典型痉咳，表现为屏气及发绀，易致窒息、惊厥。呼吸动作可停止在呼气期，心率先增快，继而减慢乃至停止。若不及时行人工呼吸，给氧等积极抢救，可窒息死亡。

3. 恢复期　约2～3周。阵发性痉咳减轻，次数减少，鸡鸣样吸气声消失，病儿精神食欲逐渐恢复正常。

中医学认为本病属“鹭鸶咳”、“顿咳”、“痉咳”、“疫咳”、“时行顿咳”、“天哮呛”等范畴。多因素体不足，调护失宜，感受时疫，肺气失宣，气郁化热，灼津为痰，痰阻气道，气痰相搏，致咳逆上气引起。

【经络辨证】“肺咳之状，咳而喘息有音，甚则唾血”，属手太阴肺经病候；“肾咳之状，咳则腰背相引而痛，甚则咳涎”，属足少阴肾经病候。

【辨证归经】“心者五脏六腑之大主也……诸邪之在心者，皆在于心之包络，包络者，心主之脉也”，应归属手厥阴心包经病候。

【经上一针】测一侧手厥阴心包经内关段实测经脉线，针内关（左右交替针刺），用泻法，针后通脉冲电，留针30min。

【辨证吸氧】留针同时用鼻塞法吸氧，2～3L/min。

【注意事项】不食易引起过敏的食物，避免生冷油腻辛辣之物。

第三节　内科疾病

一、急性气管－支气管炎

急性气管－支气管炎起病先有上呼吸道感染的症状，鼻塞、流涕、喷嚏、咽痛、声嘶、咳嗽、畏寒、发热、头痛及全身酸痛。1～2天后咳嗽加剧，痰由黏液转为黏液脓性。较重的病人往往在晨起，睡觉体位改变，吸入冷空气或体力活动后，有阵发性咳嗽。有时甚至终日咳嗽。剧咳时可伴恶心呕吐或胸腹肌痛。当伴发支气管痉挛时，有哮鸣和气急。黏液分泌物在较大支气管时，可有粗的干性啰音，咳嗽后消失。水样分泌物积留在小支气管时，则在肺部听到湿性啰音。支气管痉挛者可闻及喘鸣音。X线胸片纹理增深。

中医学认为本病属“咳嗽”、“痰饮”等病范畴。如因外部邪从口鼻皮毛而入，肺气壅遏不宣，清肃失令，则起病较急，多为实证。

【经络辨证】“是主肺所生病者：咳，上气，喘渴”，“肺咳之状，咳而喘息有音”，“使人喘鸣”，属手太阴肺经病候；“鼽衄、喉痹”，属手阳明大肠经病候；“温淫，汗出，鼽衄……喉痹”，属足阳明胃经病候；“鼽衄”属足太阳膀胱经病候；“咽肿，上气，嗌干及痛”，属足少阴肾经病候。

【辨证归经】本病以手太阴肺经及手阳明大肠经为主，两经互为表里，当归手阳明大肠经病候。

【经上一针】测一侧手阳明大肠经手三里段实测经脉线，针手三里，采用泻法，针后通脉冲电，留针30min，每日3次。左右手三里交替进行针刺。

【辨证吸氧】针刺留针同时用鼻塞法吸氧，3～5L/min。

【注意事项】预防感冒，避免受凉，休息，保暖，多饮水，补充足够热量，结合抗菌药物治疗。患者应戒烟。

二、支气管哮喘

支气管哮喘是由多种细胞和细胞组分参与的气道慢性炎症疾患。这种慢性炎症导致气道高反应性增加，通常出现广泛多变的可逆性气流受限。典型的支气管哮喘，发作前有先兆症状，如打喷嚏、流涕、咳嗽、胸闷等。因支气管阻塞加重而出现呼吸困难，严重者被迫采取坐位或呈端坐呼吸，干咳或咯大量白色泡沫痰，甚至出现发绀等。某些患者在缓解数小时后可再次发作，甚至导致重度急性发作。非典型哮喘，如咳嗽变异型哮喘，患者在无明显诱因咳嗽2个月以上，常于夜间及凌晨发作，运动、冷空气等诱发加重。

中医学认为本病属“哮”、“喘”、“上气”等病范畴。多因风寒外袭、饮食偏嗜、痰气交阻、秽浊气壅所致。其发病与肺脾肾三脏功能失调有关。发病初期，多为实证、热证，如反复发作，损伤元气，多表现为虚证、寒证或虚实夹杂证。

【经络辨证】“是主肺所生病者：咳，上气，喘渴，烦心，胸满”，“肺咳之状，咳而喘息有音”，属手太阴肺经病候；“气上冲胸，喘不能久立”，属手阳明大肠经病候；“咳唾则有血，喝喝而喘，坐而欲起……咽肿，上气，嗌干及痛”，属足少阴肾经病候；“甚则胸胁支满”属手厥阴心包经病候。

【辨证归经】手太阴肺经与手阳明大肠经互为表里，当以手阳明大肠经为主，手阳明大肠经与足阳明胃经同属阳明经，故可归属足阳明胃经与手厥阴心包经，两经相间选用。

【经上一针】本病一日可治疗3次，2次测一侧手厥阴心包经内关段实测经脉线，针内关，1次测一侧足阳明胃经足三里段实测经脉线，针足三里。实证、热证采用泻法；虚证、寒证采用补法；虚实夹杂证采用平补平泻法。留针30min，同时通脉冲电。左右内关、足三里交替进行针刺。

【辨证吸氧】留针期间，用鼻塞法吸氧，3～5L/min。

【注意事项】脱离变应原，尽可能保持肺功能正常，维持正常活动能力。

三、慢性阻塞性肺疾病

慢性阻塞性肺疾病是一种具有气流受限特征的疾病状态，气流受限不完全可逆，通常呈进行性发展，并与肺脏对有害颗粒和气体的异常炎症反应有关。慢性气流受限是气道疾病（阻塞性细支气管炎）和肺实质破坏（肺气肿）共同作用所致，各自比重因人而异。本病起病隐潜。以慢性支气管为病因者，有多年的咳嗽、咳痰史，并发呼吸道感染时痰呈黏液脓性，咳嗽、咳痰症状多在冬季加重。肺气肿患者常有气急症状，活动后如登楼或快步行走时感气急，发展到走平路时亦感气急，乃至静息时有气急，提示肺气肿相当严重。部分患者有喘息症状，有疲乏、体重减轻全身症状。急性发作期并发呼吸衰竭或右心衰竭。肺气肿患者出现头痛可能提示CO_2潴留，低氧血症者可有发绀，也可出现继发性红细胞增多。由于肺脏过度充气，X线检查肺透明度增加。

中医学认为本病属“肺胀”范畴，常继发于肺咳、哮喘等之后。因肺气长期壅滞，肺叶恒久膨胀、不能敛降，而胀廓充胸。是以胸中胀闷，咳嗽咯痰，气短而喘为主要表现的肺系疾病。其病程缠绵，时轻时重，反复发作，经久难愈，重则可出现唇甲紫暗（喘紫），肢体浮肿（喘肿），神识昏惚（喘昏）或喘脱等危重症。

【经络辨证】“是动则病：肺胀满，膨膨而喘咳……是主肺所生病者：咳，上气，喘渴，烦心，胸满”，手太阴肺经病候；“阳明厥逆，喘咳身热”，属足阳明胃经病候；“喝喝而喘，坐而欲起……上气；嗌干及痛”，属足少阴肾经病候；“甚则胸胁支满”属手厥阴心包经病候。

【辨证归经】手太阴肺经与手阳明大肠经互为表里，足阳明胃经同属阳明经，故当以阳明经与手厥阴心包经为主。

经上一经：每日治疗3次，2次测一侧手厥阴心包经内关段实测经脉线，针内关；1次测足阳明胃经足三里段实测经脉线，针足三里。用平补平泻手法，针后通脉冲电留针30min。左右内关、足三里交替进行针刺。

【辨证吸氧】留针同时用鼻塞法吸氧，3～5L/min。

【注意事项】一定要戒除烟酒，注意室内空气流通，预防感冒。

四、细菌性肺炎

细菌性肺炎占成人各类感染性肺炎的80%。常有受寒、劳累等诱因，或伴慢性阻塞性肺病、心力衰竭等基础疾病，1/3患者病前有上呼吸道感染史。多数起病较急，发热常见，多为持续高热。咳嗽、咳痰甚多，痰液多呈脓性，金葡菌肺炎较典型的痰为黄色脓性；链球菌肺炎为铁锈色痰；克雷伯杆菌肺炎为砖红色黏冻样；铜绿单胞肺炎呈淡绿色；厌氧菌感染常伴臭味。部分有胸痛，累及胸膜时呈针刺样痛，下叶肺炎刺激隔胸膜，疼痛可放射到肩部或腹部。头痛、肌肉酸痛、乏力，少数出现恶心、呕吐、腹胀、腹泻等胃肠道症状。重症患者可有嗜睡、意识障障，惊烦等神经系统症状。体检病人呈急性病容，呼吸浅速、部分有鼻翼煽动。常有不同程度的发绀和心动过度。少数可出现休克，听诊有湿性啰音和肺部实变体征。

中医学认为本病属“胸痛”、“喘证”、“咳嗽”等病范畴。多因肺卫不固，复感风热、风燥；或感风寒郁而化热，邪热入里，蕴结肺脏所致。

【经络辨证】“是主肺所生病者：咳，上气，喘渴，烦心，胸满……气盛有余，则肩背痛”，属手太阴肺经病候；“甚则胸胁支满”属手厥阴心包经病候；

【辨证归经】手太阴肺经与手阳明大肠经互为表里，故取手阳明大肠经与手厥阴心包经为主。

【经上一针】每日针3次，2次测一侧手厥阴心包经内关段实测经脉线，针内关，1次测手阳明大肠经手三里段实测经脉线，针手三里，采用泻法，针后通脉冲电30min。左右内关、手三里交替进行针刺。

【辨证吸氧】留针同时，用鼻塞法吸氧，3～5L/min。

【注意事项】忌食辛辣食品，戒烟酒。

五、心律失常

正常心律起源于窦房结，频率60～100次/分（成人），较规则，心律失常指心律起源部位、心搏频率与节律以及激动传导等任一项异常。常见有窦性心律失常、逸搏和逸搏心律、期前收缩、异位快速心律失常。

中医学认为心律失常常属“心悸”、“怔忡”等病范畴。有的文献以迟脉、数脉、促脉、结脉、代脉等名之。

【经络辨证】“心与胠痛”属足阳明胃经病候；“嗌干，心痛”属手少阴心经病候；“烦心、心痛”属足少阴肾经病候；“是主脉所生病者：烦心、心痛”属手厥阴心包经病候。

【辨证归经】本经以手厥心包经及足阳明胃经病为主。

【经上一针】 测一侧手厥阴心包经内关段实测经脉线，针内关，用平补平泻手法，针后通脉冲电，留针30min。每日治疗3次，2次针内关，一次测一侧足阳明胃经足三里段实测经脉线，针足三里，针法同上。左右内关、足三里交替进行针刺。

【辨证吸氧】 针后留针期间，用鼻塞法吸氧，3～5L/min。

【注意事项】 完善电生理检查，结合西医治疗。

六、心脏神经官能症

心脏神经官能症又称功能性心脏不适，系神经功能紊乱所引发的心血管症状。大多发生在青年和壮年，以20～40岁者为最多，多见于女性，尤其是更年期妇女。最主要特征为主观感受的心血管症状与神经系统失调表现并存。症状的发生直接或间接地与神经因素有关，过度劳累或情绪改变可使之加重。心血管系统最常见的症状是心悸、心前区痛、气短或过度换气。神经系统焦虑为主要症状，患者可有焦虑和紧张的表情，手掌汗多、两手颤抖、体温有时略升高。

中医学认为心脏神经官能症与“心悸”、“怔忡”等相似。有时作时止、时轻时重之特点。多因思虑不遂，经常生气的人易患此病。病位在心，但与肝气不舒及脾气不充均有关系。

【经络辨证】“烦心”属脾经病候；“心痛……掌中热”属手少阴心经病候；“……上气……烦心，心痛”，属足少阴肾经病候；“是主脉所生病者：烦心，心痛，掌中热”，属手厥阴心包经病候。

【辨证归经】 本病以心包经病候为主，脾经病候为辅，足太阴脾经与足阳明胃互为表里。

【经上一针】 以手厥阴心包经内关为主，测一侧手厥阴心包经内关段实测经脉线，针内关，针后通脉冲电30min。每日可治疗3次，针2次内关，1次测一侧足阳明胃经足三里段实测经脉线，针足三里。左右内关、足三里交替进行针刺。

【辨证吸氧】针后通电同时，用鼻塞法吸氧，3～5L/min。

七、心 绞 痛

心绞痛，是冠状动脉供血不足，心肌急剧的、暂时的缺血与缺氧所引起的临床综合征。其特点为阵发性的前胸压榨性疼痛感觉，疼痛主要位于胸骨后部，呈闷胀性或窒息性疼痛，亦可能波及大部分心前区，可放射至左肩、左上肢前内侧，达无名指和小指，范围有手掌大小，偶可伴有濒死恐惧感觉，往往迫使病人立即停止活动，重者还可出汗。疼痛历时1～5min，很少超过15min；休息或含用硝酸甘油片，在1～2min内（很少超过5min）消失。常在体力活动、情绪激动（发怒、焦急、过度兴奋）、受寒、饱食、吸烟时发生，贫血、心动过速或休克亦可诱发。

世界卫生组织和国际心脏病学会联合会“缺血性心脏病的命名及诊断标准”将心绞痛分为劳力性和自发性两大类，并提到有两者混合发生者。

中医学认为本病属“胸痹心痛”范畴。由于情志波动，气候变化，饮食不节，劳累过度，左侧胸膺或膻中处突发憋闷而痛，表现为隐痛，胀痛、刺痛、绞痛。突然发病，时作时止，反复发作。

【经络辨证】“胃病者，腹膜胀，胃脘当心而痛”，属足阳明胃经病候；“是动则病：嗌干、心痛”，属手少阴心经病候；“是主肾发生病者：……烦心，心痛”，属足少阴肾经病候；“是主脉所生病者：烦心，心痛，掌中热”，属手厥阴心包经病候。

【辨证归经】“心者五脏六腑之大主也……诸邪之在心者，皆在于心之包络，包络者，心主之脉也”，应属手厥阴心包经病候。

【经上一针】测一侧手厥阴心包经内关段实测经脉线，针内关（左右交替针刺），用平补平泻法，针后通脉冲电，留针30min。

【辨证吸氧】留针同时用鼻塞法吸氧。3～5L/min。

【注意事项】避免各种诱发因素，忌烟酒，过度饱食，减轻精神负担，适当体力活动。

八、急性风湿性心肌炎

本病最早的临床表现是二尖瓣和主动脉瓣的杂音，此杂音由瓣膜返流造成，可单独或同时出现，二尖瓣区的杂音最多见。病变轻微的局限性心肌炎，可能无明显的临床症状。弥漫性心肌炎可有心包炎和充血性心力衰竭的临床症状，如心前区不适或疼痛，心悸，呼吸困难以及浮肿等。常见的体征有：

1. 心动过速　心率常在100～140次/min，与体温升高不成比例。

2. 心脏扩大　心尖搏动弥散，微弱，心脏浊音界增大。

3. 心音改变　常见闻及奔马律，第一心音减弱，形成胎心样心音。

4. 心脏杂音　心尖部或主动脉瓣区可听到收缩期吹风样杂音。

5. 心律失常　可有过早搏动，心动过速，不同程度的房室传导阻滞和阵发性心房颤动等。

6. 心力衰竭　急性风湿热引起的心力衰竭往往由急性风湿性心肌炎所致，尤其在年龄较小的患者，病情凶险，表现为呼吸困难，面色苍白，肝脾肿大，浮肿等。在成年中，心力衰竭多在慢性瓣膜病的基础上发生。

中医学认为本病属“心痹”、“惊悸”、“怔忡”、“水肿”、“咳喘”等范畴。多因气血虚弱，心失所养；或情志刺激，心气郁结；或气滞血瘀，心脉痹阻，加之风寒湿热之邪乘虚侵袭，合而为病。

【经络辨证】“是主血所生病者：……大腹水肿”，属足阳明胃经病候；“是动则病：……心痛”，属足少阴肾经病候；“是主脉所生病者：烦心，心痛”，属手厥阴心包经病候。

【辨证归经】“心者五脏六腑之大主也，……诸邪之在心者，皆在于心包络，包络者，心主之脉也”，手足少阴经可归手厥阴心包经，足阳明胃经仅一阳经可保留。

【经上一针】一日可治疗3次。2次测一侧手厥阴心包经内关段实测经脉线，针内关；一次测一侧足阳明胃经足三里段实测经脉线，针足三里。用平补平泻手法，针后通脉冲电，留针30min。左右内关、足三里交替进行针刺。

【辨证吸氧】留针同时用鼻塞法吸氧，2～5L/min。

【注意事项】预防风湿热复发，避免剧烈体力活动。

九、病毒性心肌炎

病毒性心肌炎的症状可能出现于原发病的症状期或恢复期。如在原发病的症状期出现，其表现可被原发病掩盖。多数患者在发病前有发热，全身酸痛、咽痛、腹泻等症状。患者常诉胸闷、心前区隐痛、心悸、乏力、恶心、头晕。体征出现：心脏增大、心律改变、心音改变、心尖区可能有收缩期吹风样杂音或舒张期杂音、90%左右出现各种心律失常。重症弥漫性心肌炎患者可出现急性心力衰竭，或心源性休克。

中医学认为本病属于“心悸”、“怔忡”、“心痹”等病范畴。多由素体虚弱，心阳不振或心血不足，又累积外感毒邪所致。临床上多为虚证或虚实夹杂证。

【经络辨证】“嗌干，心痛”，属手少阴心经病候；“嗌干及痛，烦心，心痛”，属足少阴肾经病候；“烦心，心痛”，属手厥阴心包经病候。

【辨证归经】本病应以手厥阴心包经及足少阴肾经为主。

【经上一针】测一侧手厥阴心包经内关段实测经脉线，针内关，用平补平泻法，针后通脉冲电，留针30min。每日治疗3次，2次针内关，一次测一侧足少阴肾经复溜段实测经脉线，针复溜，用补法针后亦通脉冲电、左右内关、复溜交替进行针刺。

【辨证吸氧】针后留针期间，用鼻塞法吸氧 3～5L/min。

【注意事项】患者应卧床休息，进食富含维生素及蛋白质的食物。

十、高 血 压

高血压见于两类疾病，第一类为原发性高血压，又称高血压病，是一种以血压升高为主要临床表现而病因尚未明确的独立疾病（占所有高血压病人的90%以上）。第二类为继发性高血压，又称为症状性高血压，在这类疾病中病因明确，高血压又是该种疾病的临床表现之一，血压可暂时性或持久性升高。虽然继发性高血压较少见，但如能及时治愈原发病，可能使血压不再升高。

2003 年美国高血压预防、检测、评价和治疗的全国联合委员会第 7 次报告（JNC7）中建议的标准和分类现列出供参考：

JNC7 建议的成人（≥ 18 岁）的血压分类

血压分类	收缩压 mmHg	舒张压 mmHg
正常	＜ 120	＜ 80
高血压前期	120～139	80～89
1 期高血压	140～159	90～99
2 期高血压	≥ 160	≥ 100

高血压病是最常见的心血管疾病之一，也是导致人类死亡的常见疾病如脑卒中、冠心病、心力衰竭等疾病的重要危险因素。根据起病和病情进展的缓急及病程的长短，高血压病可分为两型：缓进型和急进型，前者又称良性高血压，绝大部分患者属此类；后者又称恶性高血压，仅占本病患者的 1%～5%。

缓进型高血压病：多为青中年起病，有家族史者发病年龄可较轻。起病多数隐匿，病情发展慢，病程长。早期患者血压波动，血压时高时正常，为脆性高血压阶段，在劳累、精神紧张、情绪波动时易有血压升高，休息、除去上述因素后，血压常可降至正常。随着病情的发展，血压可趋向持续性升高或波动幅度变小。病人的主观症状和血压升高的程度可不一致，约半数病人无明显症状，只是在体格检查或因其他疾病就医时才发现有高血压，少数病人则在发生心、脑、肾等器官的并发症时才明确高血压的诊断。早期病人由于血压波动幅度大，可有较多症状，如头痛、头晕、头胀、气喘、心悸、多尿、夜尿、口渴、多饮等。而在长期高血压后即使血压水平较高时也可无明显症状，因此，无论有无症状，都应定期检测病人的血压。

中医学认为本病属“眩晕”、“头痛”范畴。因七情所伤，烦躁易怒，或饮食不节，过食辛辣厚味，导致肝阳上亢，痰湿内阻，日久则阳盛于上，阴亏于下，以致阴阳失调而发。临床上有虚实之分。

【经络辨证】“是动则病：嗌干，心痛，渴而欲饮”，属手少阴心经病候；“是动则病：冲头痛”，属足太阳膀胱经病候；“是主肾所生病者：口热，舌干，咽肿，上气，嗌干及痛，烦心，心痛”，属足少阴经病候；“是主脉所生病者：烦心，心痛”，属手厥阴心包经病候；“是主骨所生病者：头痛”，属足少阳胆经病候。

【辨证归经】“心者五脏六腑之主也……诸邪之在心者，皆在于心之包络，包络者，心主之脉也”，应归属手厥阴心包经。

【经上一针】测一侧手厥阴心包经内关段实测经脉线，针内关（左右交替进行针刺）。实证用泻法，虚证用补法，针后通脉冲电，留针30min。

【辨证吸氧】留针同时用鼻塞法吸氧，3～5L/min。

【注意事项】饮食要规律，低盐低脂，少吃辣椒、胡椒等刺激性食物，禁用烟酒。

十一、反流性食管炎

反流性食管炎是一种胃食管反流病，由胃和十二指肠内容物，主要是酸性胃液或酸性胃液加胆汁，反流至食管所引起的食管黏膜的炎症、糜烂、溃疡和纤维化等病变。临床表现可分为典型症状、非典型症状和消化道外症状。典型症状有烧心、返酸、反胃等；非典型症状为胸痛、上腹部疼痛和恶心；消化道外症状包括口腔、咽喉部、肺及其他部位（如脑、心）的一些症状。

中医学认为本病属“食管瘅”范畴。因染受邪毒，或因刺激性饮食及毒品的损伤，或因郁热内蕴，以及长期胃气上逆等，使食管受损，脉络瘀滞。以胸骨后灼热感与疼痛、嘈杂等为主要表现的内脏瘅（热）病类疾病。

【经络辨证】“胃病者，腹䐜胀，胃脘当心而痛”，属足阳明胃经病候；“食则呕，胃脘痛，腹胀善噫”，属足太阴脾经病候。

【辨证归经】足阳明胃经与足太阴脾经互为表里，故取足阳明胃经。

【经上一针】测一侧足阳明胃经梁丘段实测经脉线，针梁丘，用泻法，针后通脉冲电，留针30min。左右梁丘更迭进行针刺。

【辨证吸氧】留针同时用鼻塞法吸氧，3～5L/min。

【注意事项】可少量服用蜂蜜水，橄榄油或麻油，以保护食管黏膜。忌烟酒。

十二、食管－贲门失弛缓症

食管－贲门失弛缓症是以食管下端括约肌异常松弛及食管体部缺乏推进性蠕动为特征的食管运动功能障碍性疾病。临床表现包括吞咽困难、反流、胸痛、体重减轻和呼吸道症状等。

中医学认为本病属“胃脘痛”、“胸痛”等病证范畴。多因饮食不节，忧思恼怒，肝气郁结，脾胃不和，食管及胃络受损所致。

【经络辨证】“胃病者，腹䐜胀，胃脘当心而痛，上肢两胁膈咽不通，食欲不下”，属足阳明胃经病候；“食则呕，胃脘痛”，足太阴脾经病候。

【辨证归经】足阳明胃经与足太阴脾经互为表里，当取足阳明胃经为主。

【经上一针】测一侧足阳明胃经梁丘段实测经脉线，针梁丘，用泻法，针后通脉冲电，留针30min。左右梁丘交替进行针刺。

【辨证吸氧】留针同时用鼻塞法吸氧，3～5L/min。

【注意事项】以软食少量多餐为宜，少饮过冷、过热饮食。忌烟酒。

十三、急性单纯性胃炎

急性单纯性胃炎又称急性非特异性胃炎、急性浅表性胃炎，是由多种原因引起的急性胃黏膜的非特异性炎症。多数急性起病，症状轻重不一。主要表现为上腹饱胀、隐痛、食欲减退、嗳气、恶心、呕吐。由沙门菌或金葡菌及其毒素致病者，常于进不洁饮食数小时或24小时内发病，常伴有腹泻、发热，严重者有脱水、酸中毒或休克等。实验检查周围血白细胞数增加，中性粒细胞增多。内镜检查见胃黏膜充血、水肿、渗出，可有点状出血或小糜烂灶等。

中医学认为本病属“呕吐”、“泄泻”、“胃瘅”等范畴。多因夏秋之间感受疫疠之邪，或暑湿、寒湿秽浊之气，以及饮食不洁，使胃腑受损，升降失司，清浊相干，气机逆乱所致。

【经络辨证】“胃中寒，则胀满”，足阳明胃经病候；“食则呕，胃脘痛，腹胀善噫”，属足太阴脾经病候。

【辨证归经】足阳明胃经与足太阴脾经互为表里，仅取足阳明胃经。

【经上一针】测一侧足阳明胃经梁丘段实测经脉线，针梁丘，用泻法，针后通脉冲电，留针30min。左右梁丘交替进行针刺。

【辨证吸氧】留针同时用鼻塞法吸氧，3～5L/min。

【注意事项】当可以进食时，也应以清淡流食为宜，忌食油腻冷荤食物，忌烟酒。

十四、慢性胃炎

慢性胃炎是指不同病因引起的胃黏膜的慢性炎症或萎缩性、糜烂性病变，临床上十分常见，缺乏特异性症状，并且症状的轻重与胃黏膜的病变程度并非一致。大多数病人常无症状，或有轻重度不等的消化不良症状如上腹隐痛、食欲减退、餐后饱胀、泛酸、恶心等。严重萎缩性、糜烂性胃炎患者可有贫血、消瘦、舌炎、腹泻等并发症。本病的诊断主要有赖于胃镜检查和直视下胃黏膜活组织病理学检查。

中医学认为本病属"胃脘痛"、"胃痞"范畴。脾胃素虚，内外之邪乘虚而袭，为饮食所伤，七情失和，痰湿中阻，蕴湿生热，气机阻滞，瘀血内生，本虚标实，胃失所养而黏膜萎缩糜烂。

【经络辨证】"胃中寒，则胀满"，属足阳明胃经病候；"食则呕，胃脘痛，腹胀善噫"，属足太阴脾经病候。

【辨证归经】足阳明胃经与足太阴脾经互为表里，仅取足阳明胃经。

【经上一针】测一侧足阳明胃经梁丘段实测经脉线，针梁丘，用平补平泻手法，针后通脉冲电，留针30min。左右梁丘交替进行针刺。

【辨证吸氧】留针同时用鼻塞法吸氧，3～5L/min。

【注意事项】宜易消化无刺激性食物，忌烟酒、浓茶、咖啡，进食细嚼慢咽，结合西医治疗，根除幽门螺杆菌。

十五、幽门梗阻

幽门梗阻多是消化性溃疡的并发症，大多由十二指肠和幽门管溃疡所致，溃疡周围组织的炎性充血、水肿可引起幽门反射性痉挛，此类幽门梗阻属暂时性，内科治疗有效，称为功能性或内科性幽门梗阻。反之，由于溃疡愈合，瘢痕形成及瘢痕组织收缩，或周围组织粘连而阻塞幽门通道所致者，则属持久性，需经外科手术治疗，称为器质性或外科性幽门梗阻。梗阻引起胃潴留，病人有上腹饱胀，食欲减退、嗳气、泛酸等症状。呕吐更是幽门梗阻的主要症状。

中医学认为本病属“胃反”、“反胃”等病范畴。多因酒食不节，情志失调，劳倦伤中等因素，损伤脾胃，健运失职所致。病初在脾胃，日久及肾。

【经络辨证】“胃病者，腹䐜满，胃脘当心而痛，上肢两胁膈咽不通，食欲不下”，属足阳明胃经病候；“是动则病：舌本强、食则呕，胃脘痛”，属足太阴脾经病候。

【辨证归经】足阳明胃经与足太阴脾经互为表里。当取足阳明胃经为主。

【经上一针】测一侧足阳明胃经梁丘段实测经脉线，针梁丘，用泻法，针后通脉冲电，留针30min。左右梁丘交替进行针刺。

【辨证吸氧】留针同时用鼻塞法吸氧，3～5Lmin。

十六、消化性溃疡

消化性溃疡，指胃肠道黏膜被胃酸和胃蛋白酶等自身消化而发生的溃疡，其深度达到或穿透黏膜肌层，直径大于5mm。溃疡好发于胃和十二指肠，也可发生在食管下段、小肠、胃肠吻合及其附近的肠袢，以及异位的胃黏膜。胃溃疡和十二指肠溃疡是最常见的消化性溃疡。多数表现为中上腹反复发作性、节律性、周期性疼痛，尚可有唾液分泌过多、烧心、反胃、泛酸、嗳气、恶心、呕吐等，但这些症状均缺乏特异性。少数患者无症状，或以出血、穿孔等并发症的发生作为首次症状。

中医学认为本病属“胃脘痛”、“吞酸”等范畴。多因忧思恼怒，肝郁气滞，气郁化火，横逆犯胃；或饮食不节，过食生冷油腻、辛辣厚味之品，损伤脾胃，脾失健运，胃失和降所致。其发病与肝脾胃等脏腑功能失调有关。

【经络辨证】“胃病者，腹䐜满，胃脘当心而痛”，属足阳明胃经病候；“是动则病：舌本强，食则呕，胃脘痛，腹胀善噫”，属足太阴脾经病候。

【辨证归经】足阳明胃经与足太阴脾经互为表里。当取足阳明胃经为主。

【经上一针】测一侧足阳明胃经梁丘段实测经脉线，针梁丘，用泻法，针后通脉冲电，留针30min。左右梁丘更迭进行针刺。

【辨证吸氧】留针同时用鼻塞法吸氧，3～5L/min。

【注意事项】避免过度劳累和精神紧张，定时定量饮食，忌烟酒。

十七、急性胆囊炎

急性胆囊炎，是一种常见疾病，由于胆囊管梗阻、化学刺激和细菌感染所引起的急性胆囊炎症性病变。其临床表现可有发热、右上腹疼痛和压痛、恶心、呕吐、轻度黄疸和外周血白细胞计数增高等。

中医学认为本病属“胆瘅”范畴。为温热邪毒壅滞于胆，胆汁及气血瘀滞而化热，而以右上腹疼痛、口苦、发热等为主要表现的胆腑瘅（热）病类疾病。

【经络辨证】“是动则病：口苦、善太息、心胁痛，不能转侧。”属足少阳胆经病候。

【经上一针】测一侧足少阳胆经阳陵泉段实测经脉线，针阳陵泉，用泻法，针后通脉冲电，留针30min。左右阳陵泉交替进行针刺。

【辨证吸氧】留针同时用鼻塞法吸氧，3～5L/min。

【注意事项】饮食有节，忌食辛辣，忌烟酒。

十八、慢性胆囊炎

慢性胆囊炎，是胆囊慢性炎症性病变，可由结石、慢性感染、化学刺激及急性胆囊炎反复迁延发作所致，临床上可表现为慢性反复发作性右上腹部隐痛、消化不良等症状。

中医学认为本病属“胆胀”范畴。为湿热痰瘀等邪阻滞于胆，或因情志郁怒等刺激，使胆气郁滞不适，临床以反复发作性右上腹痞胀、疼痛等为主要表现的内脏胀痛诸病。

【经络辨证】“胆胀者，胁下痛胀。”属足少阳胆经病候。

【经上一针】测一侧足少阳胆经阳陵泉段实测经脉线，针阳陵泉，用平补平泻手法，针后通脉冲电，留针30min。左右阳陵泉交替进行针刺。

【辨证吸氧】留针同时用鼻塞法吸氧，3～5L/min。

【注意事项】饮食有节，忌食辛辣，忌烟酒。

十九、急性胰腺炎

急性胰腺炎是胰腺的急性炎症过程，在不同程度上波及邻近组织和其他脏器系统，其临床表现为急性起病，有上腹疼痛，伴有不同程度的腹膜炎体征，常有呕吐、发热、心率加快、白细胞总数上升，血、尿和腹水淀粉酶升高。急性胰腺炎的发病机制迄今未完全明确，因此给本病的治疗带来很大困难。

中医学认为本病属“脾心痛”、“脘腹痛”、“结胸”等范畴。多因暴饮暴食，过食油腻、醇酒厚味，致湿热食滞中阻，损伤脾胃，肝胆疏泄失常；或郁怒伤肝，横逆脾胃，肝胃升降失常而致病；蛔虫穿扰，胆胰食积，阻滞津管也可诱发本病。临床表现多为实证。

【经络辨证】“胃病者，腹䐜胀，胃脘当心而痛”，属足阳明胃经病候；“是动则病：舌本强，食则呕，胃脘痛”，属足太阴脾经病候。

【辨证归经】足阳明胃经与足太阴脾经互为表里，应以足阳明胃经为主。

【经上一针】测一侧足阳明胃经梁丘段实测经脉线，针梁丘，用泻法，针后通脉冲电，留针30min。左右梁丘交替进行针刺。

【辨证吸氧】留针同时，用鼻塞法吸氧，3～5L/min。

【注意事项】治疗期间宜少进流汁或禁食。

二十、溃疡性结肠炎

溃疡性结肠炎，是一种慢性非特异性结肠炎症，病变主要位于结肠的黏膜层，且以溃疡为主，多累及直肠和远端结肠，但可向近端扩展，以至遍及整个结肠。一般起病缓慢，少数急骤。病情轻重不一，易反复发作，发病的诱因有精神刺激、过度疲劳、饮食失调、继发感染等。血性腹泻，粪便中含血、脓和黏液为最主要症状，较轻者每日2～4次，严重者可达10～30次，粪便呈血水样，腹痛，里急后重。伴有上腹饱胀不适、嗳气、恶心、呕吐等。

中医学认为本病属“泄泻”范畴。多因久病体虚或饮食不节、情志郁怒，导致脏腑功能失调而成。病变脏腑主要在脾胃，但与肝肾关系密切，病机关键主要责之于脾虚湿盛。

【经络辨证】“是主脾所生病者：……食不下，烦心，心下急痛，溏，瘕，泄”，属足太阴脾经病候。

【经上一针】测一侧足太阴脾经血海段实测经脉线，针血海，用平补平泻手法，针后通脉冲电，留针30min。左右血海交替进行针刺。

【辨证吸氧】留针同时用鼻塞法吸氧，3～5L/min。

【注意事项】注意腹部保暖，忌食生冷油腻刺激性食物，忌烟酒。

二十一、便　秘

便秘患者唯一的主诉是粪便干结、排便费力。结肠痉挛引起便秘时，排出的粪便呈羊粪状。由于用力排出坚硬的粪便，可引起肛门疼痛、肛裂、甚至诱发痔疮和肛乳头炎。有时，在排便时由于粪块嵌塞于直肠腔内难于排出，但有少量水样粪质绕过粪块自肛门排出，而形成假性腹泻。部分患者排便时可有左腹痉挛性痛和下坠感。另外还可有腹痛、腹胀、恶心、口臭、食欲减退、疲乏无力及头痛、头昏等症状。

中医学认为本病属“大便难”、“阳结”、“阴结”、“脾约”等范畴。多因素体阳盛，嗜食辛辣香燥，导致肠胃燥热，津液耗伤；或由情志不舒，气机郁滞；或由劳倦内伤，年老体衰，气血不足；或因病后、产后气血未复等，导致大肠传导功能失常而引起便秘。

【经络辨证】“邪在肾，则病骨痛，阴痹。阴痹者，按之而不得，腹胀，腰痛，大便难。”属足少阴肾经病候。

【经上一针】测一侧足少阴肾经复溜段实测经脉线，针复溜，用平补平泻手法，针后通脉冲电，留针30min。左右复溜交替进行针刺。

【辨证吸氧】留针同时用鼻塞法吸氧，3～5L/min。

【注意事项】多食新鲜蔬菜、水果及润肠之物，勿食辛辣厚味，戒烟酒。

二十二、小儿腹泻

小儿腹泻，是一组由多病原、多因素引起的以大便次数多和大便性状改变为特点的消化道综合征。6个月～2岁婴幼儿发病率高，一岁以内约占半数，是造成小儿营养不良、生长发育障碍的主要原因之一。连续病程在2周以内的腹泻为急性腹泻，病程2周～2月为迁延性腹泻，慢性腹泻的病程为2个月以上。

（一）急性腹泻

1. 轻型　起病可急可缓，以胃肠道症状为主，食欲不振，偶有溢乳或呕吐，大便次数增多，但每次大便量不多，稀薄或带水，呈黄色或黄绿色，有酸味，常见白色或黄白色奶瓣和泡沫。无脱水及全身中毒症状。

2. 重型　常急性起病，也可由轻型逐渐加重、转变而来，除有较重的胃肠道症状外，还有较明显的脱水、电解质紊乱和全身感染中毒症状，如发热、精神烦躁或萎靡、嗜睡，甚至昏迷、休克。食欲低下，常有呕吐，严重者可吐咖啡色液体；腹泻频繁，大便每日10余次至数十次，多为黄色水样或蛋花样便。

（二）迁延性、慢性腹泻

病因复杂，感染、营养物质过敏、酶缺陷、免疫缺陷、药物因素、先天性畸形等均可引起。以急性腹泻未彻底治疗或治疗不当，迁延不愈为最常见。

中医学认为本病多因饮食不节，内伤乳食，调护失宜；或外感六淫之邪，以致脾胃功能失调，清浊升降失司而成。

【经络辨证】“是主脾所生病者：……溏、瘕、泄”，属足太阴脾经病候。

【经上一针】测一侧足太阴脾经隐白段实测经脉线，针隐白（左右交替针刺），针刺，挤3滴即可。一日3次。

二十三、急进性肾小球肾炎

急进性肾炎为急性快速进展性肾小球肾炎的简称。多为急骤起病，主要表现为少尿或无尿、血尿（常为肉眼血尿且反复发作）、大量蛋白尿、红细胞管型伴水肿和高血压，病程迅速进展，病情持续发展，致使肾功能进行性损害，可在数周或数月发展至肾衰竭终末期。它可有三种转归：①在数周内迅速发展为尿毒症，呈急性肾衰竭表现；②肾功能损害的进程较慢，在几个月或1年内发展为尿毒症；③少数病人治疗后病情稳定，甚至痊愈或残留不同程度肾功能损害。

中医学认为本病属“水肿”、“风水”等病证范畴。多因冒雨涉水，浴后当风，或肌肤疮疖，热毒内陷所致。其发病多与肺失通调，脾失健运，三焦气化不利有关。临床表现多为实证。

【经络辨证】“膀胱病者，小腹偏肿而痛，以手按之，即欲小便而不得”，“膀胱不利为癃，不约为遗溺”，属足太阳膀胱经病候。“肾风之状：多汗恶风，面痝然浮肿”，属足少阴肾经病候。

【辨证归经】足太阳膀胱经与足少阴肾经互为表里，当以足少阴肾经为主。

【经上一针】测一侧足少阴肾经复溜段实测经脉线，针复溜，用泻法，针后通脉冲电，留针30min。左右复溜交替进行针刺。

【辨证吸氧】留针同时用鼻塞法吸氧，3～5L/min。

【注意事项】避免劳累，防止感冒，急性期卧床休息，低盐饮食，氮质血症时应限制蛋白质摄入。明显少尿的急性肾衰竭者，需限制液体入量。

二十四、慢性肾小球肾炎

慢性肾小球肾炎，系指各种病因引起的不同病理类型的双侧肾小球弥漫性或局灶性炎症病变，是临床起病隐匿，病程冗长，病情发展缓慢的一组原发性肾小球疾病的总称。多数病例以蛋白尿（或）水肿为首发症状，轻重不一。轻者仅面部及下肢微肿，重者可出现肾病综合征，蛋白尿多为（+）～（3+），亦可表现为无症状蛋白尿及（或）血尿；或仅出现多尿及夜尿，有的病例则以高血压为首现症状而发展为慢性肾小球肾炎。

中医学认为本病属“水肿”、“腰痛”、“虚劳”等病证范畴。多因饥饱劳倦等因素伤及脾肾，致使体内水精散布及气化功能发生障碍而发病。临床表现多为虚证。

【经络辨证】“肾风之状：多汗恶风，面痝然浮肿”，属足少阴肾经病候。

【经上一针】测一侧足少阴肾经复溜段实测经脉线，针复溜，用补法，针后通脉冲电，留针30min。左右复溜交替进行针刺。

【辨证吸氧】留针同时用鼻塞法吸氧，3～5L/min。

【注意事项】避免劳累，防止感冒，积极控制高血压，限制食物中蛋白及磷的入量。

二十五、肾盂肾炎

肾盂肾炎，是指肾脏及肾盂的炎症。大都由细菌感染引起，常伴下尿路炎症。肾盂肾炎可分为急性及慢性两期：

1. 急性肾盂肾炎　本病可发生于各种年龄，以育龄妇女最多见。起病急骤、高热、寒战，体温多在38～39℃之间，甚至高达40℃，常伴头痛，全身酸痛，热退时大汗等。患者有腰痛，少数有腹部绞痛，沿输尿管向膀胱方向放射。患者有尿频、尿急、尿痛等膀胱刺激症状。可有食欲不振、恶心、呕吐。

2. 慢性肾盂肾炎　肾盂肾盏有瘢痕形成、变形、积水，肾脏外形不光滑，或两肾大小不等称为慢性肾盂肾炎。有时仅表现为无症状性菌尿。半数以上患者有急性肾盂肾炎既往史，其后出现乏力、低热、厌食及腰酸腰痛等症状，并伴有膀胱刺激征，但症状较急性期轻。有肾小管功能损害，如尿浓缩功能减退，夜尿增多及肾小管性酸中毒等。晚期出现肾衰竭，也是产生肾性高血压的重要原因。

中医学认为本病属“淋证”范畴。多因外阴不洁，秽浊之邪上犯膀胱，或过食肥甘，湿热内生，下注膀胱使膀胱湿热，气化失司引起。

【经络辨证】“肾胀者：腹满引背，央央然腰髀痛”，属足少阴肾经病候。

【经上一针】测一侧足少阴肾经复溜段实测经脉线，针复溜（左右复溜交替进行针刺），实证用泻法，虚证用补法，针后通脉冲电，留针30min。急症一日针2～3次。

【辨证吸氧】留针同时用鼻塞法吸氧，3～5L/min。

【注意事项】节制房事，避免过食辛辣刺激食物，戒除烟酒。

二十六、膀　胱　炎

膀胱炎可分为急性膀胱炎和频发性膀胱炎。肾盂肾炎时常合并膀胱炎。急性膀胱炎一般无明显全身症状，常表现为尿频、尿痛、尿急、排尿不畅、下腹部不适等膀胱刺激症状，尿常规检查可见脓血、血尿，尿培养细菌阳性。频发性膀胱炎也可分为复发和重新感染，往往是有特殊菌感染及轻度混合性感染，或有易感因素存在。

中医学认为本病属“淋证”的范畴。多因湿热蕴而下注，或秽浊之邪侵袭，膀胱气化失常而致。

【经络辨证】“膀胱病者，小腹偏肿而痛，以手按之，即欲小便而不得”，“膀胱不利为癃，不约为遗溺”，属足太阳膀胱经病候；“三焦病者，腹气满，小腹尤坚，不得小便，窘急，溢则水留，即为胀”，“三焦者，……入络膀胱，约下焦，实则闭癃，虚则遗尿”，属手少阳三焦经病候；“是主肝所生病者；……遗尿，闭癃”，属足厥阴肝经病候。

【辨证归经】三焦者亦入络膀胱，当属膀胱经为主。

【经上一针】测一侧足太阳膀胱经委中段实测经脉线，针委中，用泻法，针后通脉冲电，留针30min。左右委中交替进行针刺。

【辨证吸氧】留针同时用鼻塞法吸氧，3～5L/min。

二十七、尿　潴　留

尿潴留，是指膀胱内充满尿液而不能排出，常常因排尿困难发展到一定程度引起。尿潴留分为急性和慢性两种。急性尿潴留发病突然，膀胱内充满尿液不能排出，胀痛难忍，展转不安，有时从尿道溢出部分尿液，但不能减轻下腹疼痛；慢性尿潴留多表现为排尿不畅，尿频、常有排尿不尽感，有时出现尿失禁现象。少数病人虽无明显慢性尿潴留梗阻症状，但往往已有明显上尿路扩张、肾积水，甚至出现尿毒症症状，如全身衰弱、食欲不振、恶心呕吐、贫血，血清肌酐和尿素氮显著升高等。

中医学认为本病属“癃闭”范畴。病势缓小便不利，点滴而下者谓之“癃”；病势急，小便不通，欲溲不下者谓之“闭”。其病位在膀胱，乃由气化不利而致小便不得通利。

【经络辨证】“脾气虚则四肢不用，五脏不安；实则腹胀，泾溲不利”，属足太阴脾经病候。

【经上一针】测一侧足太阴脾经三阴交段实测经脉线，针三阴交，用泻法，针后通脉冲电，留针30min。左右三阴交交替使用。

【辨证吸氧】留针同时用鼻塞法吸氧，3～5L/min。

【注意事项】针刺效果不佳，应采取相应措施。

二十八、单纯甲状腺肿

单纯甲状腺肿，是由缺碘、致甲状腺肿物质或相关酶缺陷等原因所致的代偿性甲状腺肿大。

散发性甲状腺肿常在青春期、妊娠期、哺乳期及绝经期发生。腺体通常轻度肿大，呈弥漫性、质较软，晚期可有结节。

地方性甲状腺肿主要是离海较远，海拔较高的山区。多数伴有结节。早期除腺体肿大外一般无症状，久病者腺体肿大显著，成人在多结节性甲状腺肿基础上可发生甲状腺功能亢进症。在严重流行区，小儿甲状腺肿常伴有呆小病。在缺碘严重的地区，甲状腺结节性肿大常伴程度不等的甲减。

中医学在公元前三世纪庄子书中已有关“瘿”病，并以海藻、昆布等含碘植物治疗瘿病的记载。中医学认为本病属“瘿病”、“气瘿”范畴。多因情志抑郁，或水土不宜，导致气、痰、瘀互结于颈部而成。

【经络辨证】“是动则病：齿痛、颈肿”，属手阳明大肠经病候；“是主血所生病者：……颈肿”，属足阳明胃经病候。

【经上一针】每日针2次，第一次测一侧手阳明大肠经手三里段实测经脉线，针手三里（左右交替针刺），第二次测一侧足阳明胃经足三里段实测经脉线，针足三里（左右更迭针刺），采用泻法，针后通脉冲电，留针30min。

【辨证吸氧】留针同时，用鼻塞法吸氧，3～5L/min。

【注意事项】适当多吃海带、海蜇皮等含碘多的食物。少吃萝卜、黄豆、白菜。

二十九、甲状腺功能亢进症

甲状腺功能亢进症简称甲亢。指甲状腺呈现高功能状态的一组疾病，其共同特征为甲状腺激素分泌增加而导致的高代谢即基础代谢增加和交感神经系统的兴奋性增加。在各类甲亢中以毒性弥漫性甲状腺肿最为常见。本病多见于女性，男女之比数为1∶4～6，各年龄组均可发病，以20～40岁最多见。多起病缓慢。在表现典型时，高代谢症群、甲状腺肿和眼征三方面的表现均较明显，患者易激动、精神过敏、搏击和二手向前平举时可见震颤，多言多动、失眠紧张、思想不集中、焦虑烦躁、多猜疑等，有时出现幻觉，甚至于躁狂症，但也有寡言，抑郁不欢者。患者怕热多汗，皮肤、手掌、面、颈、腋下皮肤红润多汗。常有低热，发生危象时可出现高热，患者常有心动过速、心悸、胃纳明显亢进，但体重下降，疲乏无力。多数患者以甲状腺肿大为主诉，甲状腺弥漫对称性肿大伴杂音和震颤为本病的一种特殊体征。本病有两种特殊眼征：非浸润性突眼，又称良性突眼，占大多数，一般属对称性，有时一侧突眼先于另一侧；浸润性突眼，又称内分泌性突眼，或眼肌麻痹性突眼症，较少见。

中医学认为本病属“瘿病”范畴。情志失调，地域不适，饮食不洁，以及气滞、发育、月经、妊娠、感染或营养不良等，均可导致本病。肝气不舒，脾气不化，心阴暗耗等关系密切。

【经络辨证】“是动则病：齿痛、颈肿”，属手阳明大肠经病候；“是主血所生病者；……颈肿”，属足阳明胃经病候；“是主筋所生病者：……狂”，属足太阳膀胱经病候；“是动则病：……臂、肘挛急”，属手厥阴心包经病候；“督脉之为病，脊强而厥”，属督脉病候。

【辨证归经】“心者五脏六腑之大主也……诸邪之在心者，皆在于心之包络，心主之脉也。”督脉为诸阳之海。故当属心包经与督脉。

【经上一针】一日针2次，第一次测督脉大椎段实测经脉线，针大椎；第二次测一侧手厥阴心包经内关段实测经脉线，针内关（左右交替针刺）均用泻法，针后通脉冲电，留针30min。

【辨证吸氧】留针同时用鼻塞法吸氧，3～5L/min。

【注意事项】高能量、高蛋白、高维生素饮食。减少碘摄入量，食用无碘食盐，忌用含碘药物。

三十、甲状腺功能减退症

甲状腺功能减退症，简称甲减，是指组织的甲状腺激素作用不足或缺如的一种病理状态，即指甲状腺激素的合成、分泌或生长效应不足所致的一组内分泌疾病。女性甲减较男性多见，且随年龄增加，其患病率上升。临床上，一般以甲减起病时年龄分类较为实用，可分下列三型：①功能减退始于胎儿期或出生不久的新生儿者，称呆小病（又称克汀病）。②功能减退始于发育前儿童期者，称幼年甲状腺功能减退症，严重时称幼年黏液性水肿。③功能减退始于成人期者，称甲状腺功能减退症，严重者称黏液性水肿。

1. 呆小病（克汀病）　有地方性及散发性两种。病因繁多，临床表现有共性，也有各型特点，于出生时常无特异表现，出生后数周内出现症状。共同的表现有：皮肤苍白、增厚、多折皱、多鳞屑；口唇厚、舌大且常外伸，口常张开多流涎，外貌丑陋；面色苍白或呈蜡黄，鼻短且上翘，鼻梁塌陷，前额多皱纹；身材矮小，四肢粗短，手常呈铲形，脐疝多见，心率缓慢，体温偏低，其生长发育均低于同龄者，当成年后常为矮子。

2. 幼年黏液性水肿　临床表现随起病年龄而异，幼儿发病者除体格发育迟缓和面容改变不如呆小病显著外，余均和呆小病相似。较大儿童及青春期发病者，大多似成人黏液水肿，但伴有不同程度的生长阻滞，青春期延迟。

3. 成人甲状腺功能减退及黏液性水肿　以40～60岁之间为多，男女之比为1∶4.5。起病隐匿，病程发展缓慢，可长达十余年之久，方始出现明显黏液水肿的症状。病因不明者，病变多呈完全性；继发性者，病变多呈不完全性，部分病人尚可恢复（如甲亢药物治疗过量而起病者）。因手术或放射治疗而起病者，起病并非十分隐匿。早期症状自第4周始，典型症状常见于第8周之后。黏液水肿的最早症状是出汗减少、怕冷、动作缓慢、精神萎靡、疲乏、嗜睡、智力减退、胃口欠佳、体重增加、大便秘结等。

中医学认为呆小症（克汀病）与“五迟”、“五软”有很多相似之处；成人甲减与“虚劳”相符合。先天主要责之于肾不足，后天在于脾阳亏损，由于肾脾两虚，元气亏乏，气血两耗，往往使其他脏腑受牵连而发病。

【经络辨证】“任脉为病，男子内结七疝，女子带下瘕聚。”

【经上一针】测任脉关元段实测经脉线，针关元，针后通脉冲电，留针30min。

【辨证吸氧】留针同时用鼻塞法吸氧，2～5L/min。

三十一、糖　尿　病

糖尿病，是一组常见的以血浆葡萄糖水平增高为特征的代谢内分泌疾病，其基本病理生理为绝对或相对胰岛素分泌不足和胰升糖素活性增高所引起的代谢紊乱，包括糖、蛋白质、脂肪、水及电解质等的代谢，严重时常导致酸碱平衡失常；其特征为高血糖，糖尿、葡萄糖耐量减低及胰岛素释放实验异常。临床上早期无症状，至症状期才有多食、多饮、多尿、烦渴、善饥、消瘦或肥胖、疲乏无力等症群，久病者常伴发心脑血管、肾、眼及神经等病变。严重病例或应激时可发生酮症酸中毒、高渗性昏迷、乳酸性酸中毒而威胁生命。常易并发化脓性感染、尿路感染、肺结核等。

中医学认为本病属“消渴”的范畴。多因恣食肥甘，蕴为内热，情志失调，五志化火，劳欲过度或肾虚精亏所致。

【经络辨证】“气盛则身以前皆热，其有余于胃，则消谷善饥，溺色黄”，属足阳明胃经病候。

【经上一针】测一侧足阳明胃经足三里段实测经脉线，针足三里（左右足三里交替针刺），用平补平泻手法，针后通脉冲电，留针30min。

【辨证吸氧】留针同时用鼻塞法吸氧，2～5L/min。

【注意事项】针刺时必须严格消毒，预防感染。病人需控制饮食。

三十二、肥　胖　症

肥胖症是一组常见的、古老的代谢性疾病。当人体进食热量多于消耗热量时，多余热量以脂肪形式储存于体内，其量超过正常生理需要量，且达一定值时遂演变为肥胖症。如无明显病因可寻者为单纯性肥胖症；具有明确病因者称为继发性肥胖症。单纯性肥胖症是肥胖症中最常见的一种，是多种严重危害健康疾病（如糖尿病、冠状动脉粥样硬化心脏病、脑血管疾病、高血压、高血脂症等）的危险因子，在其发病中起着或为病因、或为诱因、或为加重因素，或兼而有之的作用。因此，肥胖症的防治有着十分重要的临床意义。患者常见胃纳多亢进，善饥多食，便秘腹胀，气促等症状。

中医学认为本病多与多食膏粱肥厚、劳逸失度等有直接关系，发病以湿、痰、血瘀、膏脂为标，而以脾肾气虚、肝气郁滞为本。

【经络辨证】“气盛则身以前皆热，其有余于胃，则消谷善饥。”属足阳明胃经病候。

【经上一针】测一侧足阳明胃经足三里段实测经脉线，针足三里（左右交替针刺），用平补平泻手法，针后通脉冲电，留针30min。

【辨证吸氧】留针同时用鼻塞法吸氧，3～5L/min。

【注意事项】注意饮食清淡，少食甜食及厚味，多以素食为上。切忌睡眠过多。应加强户外散步。

三十三、风湿性关节炎

多数病人发病前1～5周先有咽炎或扁桃体炎等上呼吸道感染史。起病时周身疲乏，食欲减退，烦躁。典型的表现是游走性多关节炎，常对称累及膝、踝、肩、肘、腕、髋等大关节；局部呈红、肿、热、痛的炎症表现，但不化脓。部分病人几个关节同时发病，手、足小关节或脊柱关节等也可累及。通常在链球菌感染后一个月内发作，因而链球菌抗体滴度常可增高。急性炎症消退后，关节功能完全恢复，不留关节强直和畸形，但常反复发作。

中医学认为本病属“痹证”、“历节”、“白虎力节”、“痛风”范畴。素体不足，正气偏虚，腠理不密，卫外不固，是引起痹证的内在因素。早在《灵枢·五变》有云：“粗理而内不坚者，善病痹。”风、寒、湿邪乘虚而入，杂合而为病，导致气血运行不畅，经络阻滞是引起痹证的外在因素，发为风寒湿痹。其中风邪偏胜则为行痹，寒邪偏胜则为痛痹，湿邪偏胜则为着痹。若素体热盛，热与风湿相传，或寒郁化热，则形成风湿热痹。痹证久延，外邪由浅入深，内舍于心，可进而导致心痹。

【经络辨证】“肩前臑痛，大指次指痛不用”，属手阳明大肠经病候；“膝髌肿痛，……骭外廉，足跗上皆痛，中指不用”，属足阳明胃经病候；“强立股膝内肿，厥、足大指不用”，属足太阴脾经病候；“臑、肘、臂外后廉痛”，属手太阳小肠经病候；“是主筋所生病者：……腰、尻、腘、踹脚皆痛，小指不用”，属足太阳膀胱经病候；“是主骨所生病者：……髀、膝外至胫、绝骨、外踝前、及诸节皆痛，小指次指不用”，属足少阳胆经病候。

【辨证归经】足少阳胆经是主骨所生病，应以足少阳胆经为主。

【经上一针】测一侧足少阳胆经阳陵泉段实测经脉线，针阳陵泉，急性期用泻法，以后用平补平泻手法，针后通脉冲电，留针30min。

【辨证吸氧】留针同时用鼻塞法吸氧，3～5L/min。

第四节 外科疾病

一、颈淋巴结结核

颈淋巴结结核，多见于儿童和青年人。结核杆菌大多经扁桃体、龋齿侵入，近5%继发于肺和支气管结核病变，并在人体抵抗力低下时发病。颈部一侧或两侧有个大小不等的肿大淋巴结，一般位于胸锁乳突肌的前、后缘。初期，肿大的淋巴结较硬，无痛，可推动。病变继续发展，发生淋巴结周围炎，使淋巴结与皮肤和周围组织发生粘连；各淋巴结也可相互粘连，融合成团，形成不易推动的结节性肿块。晚期，淋巴结发生干酪样坏死、液化、形成寒性脓肿。脓肿破溃后形成经久不愈的窦道或慢性溃疡。上述不同阶段的病变，可同时出现于同一病人的各个淋巴结。少部分病人可有低热、盗汗、食欲不振、消瘦等全身症状。

中医学认为本病属“瘰疬”范畴。多因情志不畅，肝郁化火，炼液成痰，痰火互结；或兼感风热，痰热凝滞经脉；或因肺肾虚弱，津液不布，凝而成痰，流窜经络所致。

【经络辨证】“是动则病：齿痛、颈肿”，属手阳明大肠经病候。

【经上一针】测一侧手阳明大肠经手三里段实测经脉线，针手三里，用泻法，针后通脉冲电，留针30min。左右手三里交替使用。

【辨证吸氧】留针同时用鼻塞法吸氧，3～5L/min。

【注意事项】已化脓或已溃破之颈淋巴结结核，不宜直接用针刺，可考虑外科手术或药物治疗为佳。

二、血栓闭塞性脉管炎

血栓闭塞性脉管炎，是一种累及血管的炎症性、节段性和周期发作的慢性闭塞性疾病。主要侵袭四肢中小动静脉，尤其是下肢血管。好发于男性青壮年。本病的确切病因尚不明确，相关因素中，主动与被动吸烟是参与本病发生和发展的重要环节。戒烟可使病情缓解，再度吸烟病情常复发。临床表现：①患肢怕冷，皮肤湿度降低。②皮肤色泽苍白或发绀。③感觉异常。④患肢疼痛，间歇性跛行或静息痛。⑤严重缺血者，患肢末端出现缺血性溃疡或坏疽。⑥患肢的远侧动脉搏动减弱或消失。⑦患肢在发病前或发病过程中出现复发性游走性浅静脉炎。

中医学认为本病属“脱疽”、“脱骨疽”、“脱痈”范畴。多为寒湿凝聚脉络，气血郁结，闭塞不通，故多寒证、实证；久延不愈，邪气既可化热，又可耗伤气血，故见热证、虚证。素体虚弱者，尤易发为虚证。

【经络辨证】“不能卧，强立股膝内肿厥，足大指不用”，属足太阴脾经病候。

【经上一针】测一侧足太阴脾经阴陵泉段实测经脉线，针阴陵泉，用平补平泻手法，针后通脉冲电，留针30min。一日针一次，左右阴陵泉交替进行。

【辨证吸氧】留针同时用鼻塞法吸氧，3～5L/min。

【注意事项】严格戒烟、防止受冷、受潮和外伤，但不应使用热疗，以免组织需氧量增加而加重症状。

三、急性乳腺炎

急性乳腺炎，是乳腺的急性化脓性感染，病人是产后哺乳的妇女，尤以初产妇更为多见，往往发生于产后3～4周。病人感觉乳房疼痛，局部红肿、发热。随着炎症发展，病人可有寒战、高热、脉搏加快，常有患侧淋巴结肿大，压痛、白细胞计数明显增高。局部一般起初呈蜂窝组织炎样表现，数天后可形成脓肿、脓肿可以是单房或多房性。脓肿可向外溃破，深部脓肿还可穿至乳房与胸肌间的疏松组织中，形成乳房后脓肿。感染严重者，可并发脓毒血症。

本病初期，中医学称之谓“吹乳”、“妒乳”，发展到脓肿期时，叫做“乳痈”。多由产妇肝气不舒，饮食不节，胃热壅滞而致湿热浊气蕴结，又由乳头破裂或婴儿口腔不洁，邪毒乘机入侵而成。

【经络辨证】“循膺、乳、气街……足跗上皆痛”，属足阳明胃经病候。乳房为足阳明胃经所过。

【经上一针】测一侧足阳明胃经足三里段实测经脉线，针足三里，用泻法，针后通脉冲电，留针30min。一日针2～3次，左右足三里交替进行治疗。

【辨证吸氧】留针同时用鼻塞法吸氧，3～5L/min。

【注意事项】哺乳期患乳腺炎者，必须使乳汁排出通畅，勿使乳汁滞留，不要让婴儿吸吮，可用吸乳器吸出。

四、乳腺囊性增生病

乳腺囊性增生病又称慢性囊性乳腺病，简称乳腺病。常见于中年妇女。是乳腺实质的良性增生，增生可发生于腺管周围并有大小不等囊肿形成；或腺管内表现为不同程度的乳头状增生，伴乳管囊性扩张，也有发生于小叶实质者，主要为乳管及腺泡上皮增生。由于本病的临床表现有时与乳腺癌有所混淆，因此正确认识本病十分重要。临床突出的表现是乳房胀痛和肿块，特点是部分病人具有周期性。疼痛与月经周期有关，往往在月经前疼痛加重，月经来潮后减轻或消失，有整个月经周期都有疼痛。本病病程较长，发展缓慢。

中医学认为本病属“乳癖”范畴。多由情志内伤，肝郁痰结，积聚乳络所致。

【经络辨证】“循膺、乳、气街……足跗上皆痛”，属足阳明胃经病候。”

【经上一针】测一侧足阳明胃经足三里段实测经脉线，针足三里，用平补平泻手法，针后通脉冲电，留针30min。左右足三里交替进行。

【注意事项】必须注意少数病人有发生恶变的可能，因此应定期检查。

五、胆道蛔虫病

胆道蛔虫病，多发生在青少年和儿童，突发性剑突下阵发性钻顶样剧烈绞痛，可向右肩背部放射。疼痛发作时病人辗转不安，呻吟不止，大汗淋漓，可伴有恶心、呕吐或吐蛔虫。疼痛可突然缓解，间歇期宛如常人。疼痛可反复发作，持续时间不一。合并胆管感染时，出现胆管炎症状，严重者表现为重症型胆管炎。因蛔虫所致胆管梗阻多不完全，故黄疸少见或较轻。

中医学认为本病属“蛔厥”、“虫心痛”范畴。多由饮食不洁，情志不舒而使脏寒胃热，蛔虫上扰，钻入胆道，阻塞气机，胆道不通而致。多为实证。

【经络辨证】“是动则病：口苦，善太息，心胁痛”，属足少阳胆经病候。

【经上一针】测一侧足少阳胆经阳陵泉段实测经脉线，针阳陵泉，用泻法，针后通脉冲电，留针30min。左右足三里交叉进行。

【辨证吸氧】留针同时用鼻塞法吸氧，3～5L/min。

【注意事项】痛止后，需立即服驱虫药。严重者应转手术治疗。

六、急性阑尾炎

急性阑尾炎典型的腹痛首先发作于上腹，逐渐移向脐部，数小时（6～8小时）后转移并局限在右下腹。右下腹压痛，是急性阑尾炎最常见的重要体征。压痛点通常位于麦氏点。单纯性阑尾炎表现为轻度隐痛；化脓性阑尾炎呈阵发性胀痛和剧痛；坏疽性阑尾炎呈持续性剧烈腹痛；穿孔性阑尾炎因阑尾腔压力骤减，腹痛可暂时减轻，但出现腹膜炎后，腹痛又会持续加重。发病早期可能有厌食、恶心，呕吐也可发生，但程度较轻。有的病例可能发生腹泻。早期乏力，炎症重时出现中毒症状，心率增快，发热达38℃左右。阑尾穿孔时体温会更高，达39℃或40℃。大多数急性阑尾炎的白细胞计数和中性粒细胞比例增高。白细胞计数升高（10～20）$\times 10^9$/L，可发生核左移。

中医学认为本病属“肠痈”范畴。是由喜怒不适，饮食不节，寒温失时，蛔虫积聚所致，而肠内痞塞，气机凝滞郁结则是病机根本。

【经络辨证】“邪在脾胃……阳气不足，阴气有余，则寒中，肠鸣，腹痛”，属足阳明胃经病候。

【经上一针】测一侧足阳明胃经脉上的奇穴阑尾段实测经脉

线，针阑尾，用泻法，针后通脉冲电，留针30min。一日针2～3次，左右阑尾穴交替针治。

【辨证吸氧】留针同时用鼻塞法吸氧，3～5L/min。

【注意事项】如针刺12小时后，症状仍不减轻，应立即转为手术治疗。急性单纯性阑尾炎可给流质食物。如病情恶化，应禁食水。

七、直肠脱垂

直肠脱垂是指直肠壁部分或全层向下移位。直肠壁部分下移，即直肠黏膜下移，称黏膜脱垂或完全脱垂；直肠壁全层下垂称完全脱垂。若下移的直肠壁在肛管直肠腔内称内脱垂；下移到肛门外称为外脱垂。直肠脱垂好发于幼儿发育不良、营养不良病人、年老衰弱者。主要症状为有肿物自肛门脱出。初发时肿物较小，排便时脱出，便后自行复位。以后肿物脱出渐频，体积增大，便后需用手托回肛门内，伴有排便不尽和下坠感。最后在咳嗽、用力甚至站立亦可脱出。随着脱垂加重，引起不同程度的肛失禁，常有黏膜流出，致使肛周皮肤湿疹、瘙痒。因直肠排空困难，常出现便秘，大便次数增多，呈羊粪样。黏膜糜烂、破溃后有血液流出。

中医学认为本病属“脱肛”“截肠”范畴。由体虚中气不足，或劳力耗气，产育过多，大病久病，气虚下陷而致，也可因湿热下迫大肠，肠道气机不利，经络阻滞，瘀血浊气凝滞而成。脱肛有虚实之分。

【经络辨证】“癃痔遗尿咽干”，属督脉病候。

【经上一针】测督脉大椎段实测经脉线，针大椎，虚证用补法，实证用泻法，针后通脉冲电，留针30min。

【辨证吸氧】留针同时用鼻塞法吸氧，3～5L/min。

八、痔

痔是最常见的肛肠疾病。任何年龄都可发病，但随年龄增长，发病率增高。肛垫的支持结构、静脉丛及动静脉吻合支发生病理性改变或移位为内痔；齿状线远侧皮下静脉丛的病理性扩张或血栓形成为外痔；内痔通过丰富的静脉丛吻合支相应部位的外痔相互融合为混合痔。内痔的主要临床表现是出血和脱出。无痛性间歇性便后出鲜血是内痔的常见症状；外痔主要临床表现是肛门不适、潮湿不洁，有时发痒。如发生血栓形成及皮下血肿则有剧痛。血栓性外痔最常见，结缔组织外痔（皮垂）及炎性外痔也较常见，亦有内痔和外痔的症状同时存在者，称为混合痔。

中医学认为本病属："痔瘘"范畴。历代文献中的"牝痔"、"血痔"均与本病类似。由于饮食不节，起居失宜，大便失调，妊娠多产及内伤七情等因素，导致肛肠气血失调，经络阻滞，筋脉横结，均可引发本病。

【经络辨证】"是主筋所生病者：痔"，属足太阳膀胱经病候。

【经上一针】测一侧足太阳膀胱经委中段实测经脉线，针委中，用泻法，针后通脉冲电，留针30min。左右委中交叉使用。

九、丹　毒

丹毒是皮肤淋巴管网的急性炎症感染，为乙型溶血性链球菌侵袭所致，好发部位是下肢与面部。起病急，开始即可有畏寒、发热、头痛、全身不适等。多见于下肢，表现为片状皮肤红疹、微隆起、色鲜红、中间稍淡、境界较清楚。局部有烧灼样疼痛，病变范围向外周扩展时，中央红肿消退而转变为棕黄。有的可起水泡，附近淋巴结常肿大、有触痛，但皮肤和淋巴结少见化脓破溃。

中医学将本病亦称“丹毒”、“丹熛”，发于面部称“抱头火丹”、“大头瘟”，发于下肢者称为“流火”。多因血分有热或皮肤破损，体表卫外失固，邪毒乘隙入侵，热毒内盛，郁于肌肤而发。

【经络辨证】“是主津液所生病者……气有余，则当脉所过者热肿；虚则寒慄不复”，属手阳明大肠经病候；“阳明主内，其脉挟鼻，络于目，故身热目痛而鼻干，不得卧也”，属足阳明胃经病候。

【经上一针】丹毒发生在面部，测一侧手阳明大肠经手三里段实测经脉线，针手三里；丹毒在下肢者，测一侧足阳明胃经足三里段实测经脉线，针足三里。均用泻法，针后通脉冲电，留针30min。每日治疗2～3次，左右经穴交替使用。

【辨证吸氧】留针同时用鼻塞法吸氧，3～5L/min。

【注意事项】医生应洗手消毒，预防病原感染，卧床休息，抬高患肢。

十、腱鞘囊肿

腱鞘囊肿，指手、足小关节处的滑液囊疝（腕背侧舟月关节、足背中跗关节等处）和发生在肌腱的腱鞘囊肿。本病以女性和青少年多见。腕背、腕掌侧屈腕肌腱及足背发病率最高，手指掌指关节及近侧指间关节处也常见到。病变部位出现一缓慢长大包块，小时无症状，长大到一定程度活动关节时有酸胀感。检查发现0.2～2.5cm圆形或椭圆形包块，表面光滑，不与皮肤粘连，扪之如硬橡皮样实质性感觉，易误为骨性包块。

中医学认为本病属“筋瘤”、“筋结”范畴。多由于长期劳动，致使肌腱损伤，气滞血瘀于局部而成。

温灸疗法：在腱鞘囊肿局部取阿是穴，切薄生鲜姜片，敷在腱鞘囊肿上，周围胶布固定，然后点燃艾卷，在姜片上温灸，温度以患者自感温热舒适为度，每次灸20～30min。每日可灸1～2次。

十一、颈 椎 病

颈椎病，是指颈椎间盘退行性变，及其继发性椎间关节退行性变所致脊髓、神经、血管损害而表现的相应症状和体征。故选用以下四种分型方法介绍：

1. 神经根型颈椎病 发病最高占50%～60%，是由于颈椎间盘侧后方突出，钩椎关节或关节突关节增生、肥大、刺激或压迫神经根所致。临床上开始多为颈肩痛，短期内加重，并向上肢放射。放射痛范围根据受压神经根不同而表现在相应皮节。皮肤可有麻木、过敏等感觉异常。同时可有上肢肌力下降，手指动作不灵活。当头部或上肢姿势不当，或突然牵撞患肢即可发生剧烈闪电样锐痛。

2. 脊髓型颈椎病 脊髓受压的主要原因是中央后突之髓核、椎体后缘骨赘、增生肥厚的黄韧带及钙化的后纵韧带等。颈痛不明显，而以四肢乏力，行走、持物不稳为最先出现的症状。

3. 交感神经型颈椎病 发病机制尚不太清楚。交感神经兴奋症状：如头痛或偏头痛，头晕特别在转动时加重，有时伴恶心、呕吐；视物模糊，视力下降，瞳孔扩大或缩小，眼后部胀痛，心跳加速，心律不齐，心前区痛和血压升高，头颈及上肢出汗异常；交感神经抑制症状：头昏，眼花，流泪，鼻塞，心动过缓，血压下降及胃肠胀气等。

4. 椎动脉型颈椎病 临床表现眩晕为主要症状。头痛，视觉障碍，猝倒等症状。

中医学对本病的论述见于“痹证”、“痿证”、“头痛”、“眩晕”、“项强”、“项筋急”、“项肩痛”等病范畴中。多因外伤或感受风寒湿邪，劳伤筋骨，气血虚弱或痰瘀交阻所致。

【经络辨证】“是主骨所生病者：头痛……及诸节皆痛，小指次指不用”，属足少阳胆经病候。

【经上一针】测一侧足少阳胆经阳陵泉段实测经脉线，针阳陵泉，用泻法，针后通脉冲电，留针30min。左右阳陵泉交叉使用。

【辨证吸氧】留针同时用鼻塞法吸氧，3～5L/min。

十二、肩关节周围炎

肩关节周围炎，简称肩周炎。是肩周肌、肌腱、滑囊及关节囊的慢性损伤性炎症。因关节内、外粘连，而以活动时疼痛、功能受阻为其临床特点。本病女性多于男性，左侧多于右侧，亦可两侧先后发病，多为中、老年患者。逐渐出现肩部某一处痛，与动作、姿势有明显关系。随病程延长，疼痛范围扩大，并牵涉到上臂中段，同时伴有肩关节活动受限。如欲增大活动范围，则有剧烈锐痛发生。严重时患肢不能梳头、洗脸和扣腰带。夜间因翻身移动肩部而痛醒。病人初期尚能指出疼痛点，后期范围扩大，感觉疼痛来于肱骨。

中医学认为本病属“漏肩风”、“肩凝”范畴。多因血虚不能荣筋，复感风寒湿邪，凝滞经络或因过力劳伤，血瘀气滞所致。

【经络辨证】“肩前臑痛，大指次指痛不用”，属手阳明大肠经病候；“肩似拔，臑似折”，属手太阳小肠经病候；“是主骨所生病者……及诸节皆痛，小指次指不用”，属足少阳胆经病候。

【辨证归经】足少阳胆经是主骨所生病，当以足少阳胆经为主。

【经上一针】测一侧足少阳胆经阳陵泉段实测经脉线，针阳陵泉，用补法，针后通脉冲电，留针30min。左右阳陵泉交叉使用。

【辨证吸氧】留针同时用鼻塞法吸氧，3～5L/min。

【注意事项】留针吸氧同时，请患者仰卧床上用力举患肢，留针30min内，反复进行。

十三、肱骨外上髁炎

肱骨外上髁炎，是一种发生在肱骨外上髁处，伸肌总腱起点附近的慢性损伤性炎症。因早年发现网球运动员易发生此种损伤，故俗称“网球肘”。凡需反复用力活动腕部的职业和生活动作均可导致肱骨外上髁处的伸肌总腱起点慢性损伤。如网球、羽毛球、乒乓球运动员、钳工、厨师和家庭妇女等，逐渐出现肘关节外侧痛，在用力握拳、伸腕时加重以致不能持物。严重者拧毛巾、扫地等细小的生活动作均感困难。检查时，仅在肱骨外上髁、桡骨头及二者之间有局限性、极敏锐的压痛。皮肤无炎症，肘关节活动不受影响。

中医学认为本病属肘部伤筋范畴。多因外伤劳损，寒湿痹阻，气血瘀滞，经络不通所致。

【经络辨证】“臑、肘、臂外后廉痛”，属手太阳小肠经病候。

【经上一针】测健侧手太阳小肠经小海段实测经脉线，针小海，用泻法，针后通脉冲电，留针30min。

温灸疗法：取患侧肱骨外上髁处阿是穴，用生姜片敷盖，姜片周围用胶布固定，用艾卷温和灸，距姜片距离4～5cm，温度以患者感到舒适为度，灸20～30min。每日1～2次。

十四、踝部扭伤

踝部扭伤，是在下台阶时，或在高低不平的路上行走，踝关节处于跖屈位遭受内翻或外翻暴力时导致踝部扭伤，踝部扭伤后出现疼痛，肿胀，皮下瘀斑，活动踝关节疼痛加重。

中医学认为本病属“踝缝伤筋”范畴。

【经络辨证】“是主骨所生病者……外踝前，及诸节皆痛”，属足少阳胆经病候。

【经上一针】测患侧足少阳胆经阳陵泉段实测经脉线，针阳陵泉，用泻法，针后通脉冲电，留针30min。

十五、腰椎间盘突出症

腰椎间盘突出症是因椎间盘变性、纤维环破裂，髓核突出刺激或压迫神经根、马尾神经所表现的一种综合征。腰椎间盘突出症以腰4～5、腰5～骶1间隙发病率最高，约占90%～96%，多个椎间隙同时发病者仅占5%～22%。此病常见于20～50岁患者，男女之比约为4～6∶1，20岁以内占6%左右，老人发病率最低。腰痛是本病最先出现的症状，发生率约91%，有时亦影响到臀部，坐骨神经痛最为多见，发生率可达97%左右。典型坐骨神经痛是从下腰部向臀部、大腿后方、小腿外侧直到足部的放射痛。马尾神经受压，出现大、小便障碍。

中医学认为本病属“腰腿痛”范畴。多因用力不当，损伤筋脉，气滞血瘀，经络不通所致。

【经络辨证】“是主筋所生病者：……腰、尻、腘、踹、脚皆痛”，属足太阳膀胱经病候；“督脉为病，脊强而厥”，属督脉病候。

【辨证归经】督脉为阳脉之海，当以督脉为主。

【经上一针】测督脉大椎段实测经脉线，针大椎，针尖沿皮下向下斜刺，用平补平泻手法，针后通脉冲电，留针30min。

【辨证吸氧】留针同时用鼻塞法吸氧，3～5L/min。

十六、腰肌劳损

腰肌劳损实为腰部肌肉及其附着点筋膜、甚或骨膜的慢性损伤性炎症，无明显诱因的慢性疼痛为主要症状。腰痛为酸胀痛，休息后可缓解，但卧床过久又感不适，稍事活动后又减轻，活动过久疼痛再次加剧。在疼痛区有固定压痛点，该点位置常在肌肉起、止点附近，或神经肌肉结合点。在压痛点进行叩击，疼痛反可减轻，这是与深部骨疾患区别之一。

中医学认为属“腰痛”范畴。

【经络辨证】“手太阳厥逆：……腰不可以俛仰”，属手太阳小肠经病候；“是主筋所生病者：…… 腰、尻、腘、踹、脚皆痛”，属足太阳膀胱经病候；“邪在肾，则病，骨痛，阴痹。阴痹者，按之而不得，腹胀，腰痛”，属足少阴肾经病候；“督脉之为病，脊强而厥”，属督脉病候。

【辨证归经】足少阴肾经与足太阳膀胱经互为表里，当以足太阳膀胱经为主，而督脉属阳经之海，故归督脉。

【经上一针】测督脉大椎段实测经脉线，针大椎，用平补平泻手法，针后通脉冲电，留针30min。

【辨证吸氧】留针同时用鼻塞法吸氧，3～5L/min。

第五节 神经精神科疾病

一、三叉神经痛

三叉神经分布区内反复发作的阵发性短暂剧烈疼痛而不伴三叉神经功能破坏的症状，称三叉神经痛，又称痛性抽搐。发作时病人常紧按病侧面部或用力搽面部以减轻疼痛，可致局部皮肤粗糙，眉毛脱落。有的在发作时不断作咀嚼动作，严重者可伴有同侧面部肌肉的反射性抽搐，所以又称“痛性抽搐”。每次发作仅数秒钟至1～2min即骤然停止，间歇期正常，发作可由1日数次至1min多次。发作呈周期性，持续数周，可自行缓解数月或更长。通常自一侧的颌支（第2支）或下颌支（第3支）开始，由眼支起病者极少见，在三叉神经的皮下分支穿出骨孔处，常有压痛点。

中医学认为本病属“头痛”、“偏头风”、“面（齿）痛”等范畴，临床有“肝风头痛”、“阳明头痛”、“眉棱骨痛”等名称。多因风、火、热等邪上扰清窍，或头目失养而致。病变多与肝胃有关，日久涉及脾肾。

【经络辨证】“是动则病：齿痛”，属手阳明大肠经病候；“是阳明脉主治其所产病：颜痛”，属足阳明胃经病候。

【辨证归经】手阳明大肠经与足阳明胃经同属阳明经，以足阳明胃经为主。

【经上一针】测一侧足阳明胃经足三里段实测经脉线，针足三里，用泻法，针后通脉冲电，留针30min，每日3次。左右足三里交叉使用。

【注意事项】避免过度劳累，动作轻柔，防止诱发疼痛，进食较软食物。

二、面神经炎

本病是由于面神经管内神经水肿或茎乳孔出处炎症压迫所致，称Bell麻痹或束扎性面神经病，确切病因尚未明确，部分患者在着凉或头面部受冷风吹拂后发病，任何年龄均可发病。绝大多数为一侧性，有的在起病前1～2天有同侧耳区或面部的疼痛，病人往往是在清晨起床时发现闭目不全、口角㖞斜，2～3天内症状最严重。病侧面部表情肌瘫痪，前额皱纹消失，眼裂扩大，鼻唇沟平坦，口角下垂，面部被牵向健侧。面肌运动时，因健侧面肌的收缩牵引，使上述体征更明显。进食时，食物残渣常滞留于病侧的齿颊间隙内，并常有口水自该侧淌下，泪点随下睑外翻而致泪液外溢，可有病例舌前2/3味觉减退或听觉过敏。

本病在中医学中称“口㖞”、“口僻”、“口眼㖞斜”、“吊线风”等。多由正气不足，脉络空虚，卫外不固，风邪乘虚入中经络，气血阻痹，使面部足阳明经筋失于濡养，以致肌肉纵缓不收所致。

【经络辨证】“是主血所生病者：……口㖞”，属足阳明胃经病候。

【经上一针】测一侧足阳明胃经足三里段实测经脉线，针足三里，采用泻法，针后通脉冲电，留针30min，一日可针2～3

次。左右足三里交叉使用。

【注意事项】忌辛辣过冷食物，如有烟酒嗜好者定要戒除，可给眼部点1～3次消炎类眼药水，必要时可戴口罩及眼罩保护。

三、枕神经痛

枕神经痛，是枕大、枕小和耳大神经分布区疼痛的统称，均来自$C_{2\sim3}$神经。可因上段颈椎病、脊柱结核、骨关节炎、脊髓肿瘤、硬脊膜炎和转移瘤等所致，上呼吸道感染或扁桃体炎也可引起，或病因不明。枕神经痛多为一侧性，起源于枕部，向头顶（枕大神经）、乳突部（枕小神经）或外耳（耳大神经）放射，呈持续性钝痛，可阵发性加剧或间歇发作，活动头颈、咳嗽和喷嚏时可加剧。枕外隆凸下常有压痛，枕神经分布区可有感觉过敏或减退。

中医认为本病属“头痛”、“后头痛”范畴。太阳主一身之表，其经脉上行巅顶，循项背；少阳居表里之间，亦循经达后头及顶部，风寒侵袭于表，阻遏太阳经气，或邪居少阳，致气血不和，经络受阻而发为本病。

【经络辨证】“是主筋所生病者：……头囟项痛”，属足太阳膀胱经病候。

【经上一针】测一侧足太阳膀胱经委中段实测经脉线，针委中，用泻法，针后通脉冲电，留针30min，左右委中可交叉使用。

【注意事项】避免和预防全身性疾病，避免使用高而硬的枕头，帽子不宜过紧。

四、桡神经麻痹

本病最突出表现为腕下垂。高位损伤产生完全性桡神经麻痹：不能伸肘，伸腕和伸指，拇指不能伸直和外展，前臂在半旋前、半旋后位时不能屈肘（肱桡瘫痪），不能将前臂旋后（旋后肌瘫痪），肱三头肌反射消失。肱骨中段病损时，肱三头肌功能完好。病损在肱骨下端或前臂上段时，肱桡肌、旋后肌、伸腕肌功能保存。桡神经损害时，可能有前臂背面和手背桡侧的感觉减退，常因邻近感觉神经支配的重叠，而感觉缺损区仅限于拇指和第一、二掌骨背面的极小部分。

中医学认为本病属“痿证”范畴，多因局部风寒络阻，气血无以濡养经筋所致。

【经络辨证】“臑臂内后廉痛，厥”，属手少阴心经病后；“臑、肘、臂外廉痛”，属手太阳小肠病后；“臂、肘挛急”，属手厥阴心包经病后；“臑、肘、臂外皆痛，小指次指不用”，属手少阳三焦病后；“肩前臑痛，大指次指痛不用”，属手阳明大肠经病候。

【辨证归经】手太阳小肠经，手少阳三焦经与手阳明大肠经应归属手阳明大肠经。

【经上一针】测健侧手阳明大肠经手三里段实测经脉线，针手三里，采用平补平泻手法，针后通脉冲电30min。

【辨证吸氧】留针同时用鼻塞法吸氧，3～5L/min。

五、尺神经麻痹

尺神经在肱骨内髁后方及尺骨鹰嘴间（尺神经沟）的一段接近体表，易因骨折或脱位而受累。尺神经麻痹的典型表现是爪形手畸形，因手部小肌肉萎缩而手掌凹陷，掌指关节过伸，指间关节屈曲，因食指、中指的蚓状肌受正中神经支配，故手指屈曲畸形，以无名指、小指为著，拇指常处于外展状态，手指分开、合并动作受限制，小指动作丧失。感觉丧失区主要在背尺侧，小鱼际、小指和无名指的尺侧一半。尺神经不完全损伤可引起灼性神经痛。

中医学认为本病属“痿证”范畴。多因局部风寒受阻，气血无以濡养经筋所致。

【经络辨证】“臑臂内后廉痛，厥”，属手少阴心经病候；“肘、臂外廉痛”，属手太阳小肠经病候；“肘、臂外皆痛，小指次指不用”，属手少阳三焦经病候。

【辨证归经】手少阴心经与手太阳小肠经互为表里，以取手少阴心经为主。

【经上一针】测健侧手少阴心经的少海段实测经脉线，针少海，用平补平泻手法，针后通脉冲电，留针30min。

【辨证吸氧】针刺留针同时用鼻塞法吸氧，3～5L/min。

六、肋间神经痛

肋间神经痛，指一个或几个肋间发生经常性疼痛，并有发作性的一种症状。多由于邻近器官和组织感染、外伤，异物压迫而引起，在咳嗽、喷嚏或深呼吸时疼痛加剧。髓外肿瘤和带状疱疹亦常是本病发生的原因。

中医学认为本病属“胸胁痛”范畴。本病发生主要是由于肝胆病变，多因情志失调，跌仆闪挫，或阴血亏虚所致。

【经络辨证】“心胁痛，不能转侧”，属足少阳胆经病候；“邪在肝，则两胁中痛”，属足厥阴肝经病候；“甚则胸胁支满”，属手厥阴心包经病候。

【辨证归经】“心者五脏六腑之大主也……诸邪之在心者，皆在于心之包络，包络者，心主之脉也。”当属手厥阴心包经，然心包经与手少阳三焦经互为表里，故取阳经。

【经上一针】测一侧手少阳三焦经外关段实测经脉线，针外关，用泻法，针后通脉冲电，留针30min。左右外关交叉使用。

【辨证吸氧】针后留针同时用鼻塞法吸氧，3～5L/min。

七、坐骨神经痛

坐骨神经痛，是指从腰、臀部经大腿后、小腿外侧引至足部外侧的疼痛。又可按病损部位而分为根性和干性坐骨神经痛。

根性坐骨神经痛：开始常有下背部酸痛或腰部僵硬不适感，疼痛自腰部向一侧臀部及大腿后面、腘窝、小腿外侧和足外侧放射。呈烧灼样或刀割样疼痛，在持续性基础上有间歇性增剧，夜间更甚，咳嗽、喷嚏、用力排便时疼痛加剧。患者常取特殊的减痛姿势，如睡时卧向健侧，患侧膝部微屈；仰卧起坐时患侧膝关节屈曲；坐下时健侧臀部先着椅；站立时身体重心移在健侧。病变水平的腰椎棘突或横突常有压痛。仰卧位，于髋关节屈曲的情况下，伸直膝关节而牵拉坐骨神经时引起剧痛，直腿高举也同样诱致疼痛，动作受限。

干性坐骨神经痛：疼痛部位主要沿坐骨神经通路，腰部不适不明显，也有根性坐骨神经痛的减痛姿势。沿坐骨神经行程有几个压痛点：坐骨孔点（坐骨孔的上缘）、转子点（坐骨结节和转子之间）、腘窝中央、腓点（腓骨小头之下）、踝点（外踝之后）。可有肌肉压痛，以腓肠肌中点的压痛最显著，小腿外侧和足背的感觉障碍比根性者略为明显。

中医学称本病为“环跳风”、“坐臀风”、“腰腿痛”、“腿股风”和“痿证”等。多因感受风寒湿热之邪，气血虚弱，跌打负重等所引起。

【经络辨证】“骭外廉，足跗上皆痛”，属足阳明胃经病候；“腰似折，髀不可以曲，腘如结，踹如裂，是为踝厥。是主筋所生病者：……腰、尻、腘、踹、脚皆痛，小指不用”，属足太阳膀胱经病候；“脊、股内后廉痛，痿，厥”，属足少阴肾经病候；“是主骨所生病者：……髀、膝外至胫、绝骨、外踝前，及诸节皆痛”，属足少阳胆经病候；“是动则病：腰痛不可以俯仰”，属足厥阴肝经病候。

【辨证归经】足三阳经皆属阳经，故取其中居中循行的足少阳胆经。

【经上一针】测健侧足少阳胆经阳陵泉段实测经脉线，针阳陵泉，用泻法，针后通脉冲电，留针30min。

【辨证吸氧】针刺留针同时用鼻塞法吸氧，3～5L/min。

【注意事项】患者应在治疗期间卧床休息。注意腿部保暖。

八、股外侧皮神经病

股外侧皮神经病也称感觉异常性股痛，股外侧皮神经为钝感觉神经。常见病因为局部受压、外伤、糖尿病、酒精及药物中毒、动脉硬化、肥胖、腹部肿瘤和妊娠子宫压迫等，有些病因不明。男性多于女性，约为3∶1，常发生于一侧。表现大腿外侧感觉异常，如蚁走感、烧灼感、麻木或针刺感等，或有局部感觉过敏、感觉缺失。呈慢性病程，预后良好。

中医学认为本病属“皮痹”、“着痹”范畴。多由正气内虚，腠理空疏，风寒湿邪乘虚外袭，入于足少阳及足阳明两经股间皮部，经络闭阻所致；或因跌仆闪挫，气血瘀滞而成。

【经络辨证】“是主骨所生病者：……髀、膝外至胫、绝骨、外踝前，及诸节皆痛”，属足阳明胆经病候。

【经上一针】测健侧足少阳胆经阳陵泉段实测经脉线，针阳陵泉，用泻法，针后通脉冲电，留针30min。

九、腓总神经麻痹

腓总神经在腓骨小头部，位置表浅而易受撞击、挤夹、压迫、冷冻等外界因素的损害，也可能为代谢障碍（糖尿病）、结缔组织疾病（结节性多动脉炎）和麻风所累。腓总神经损伤引起腓骨肌及胫骨前肌群的瘫痪和萎缩，患者不能伸足、提足、扬趾及伸足外翻，呈马蹄内翻足。步行时病人高举足，使髋关节、膝关节过度屈曲，当足落地时先足尖下垂，接着用整个足跖着地，似马或鸡的步态，或称跨阈步态。感觉障碍分布于小腿前外侧和足背，包括第一趾间隙。

中医学认为本病属“痿证”的范畴。每涉水受冷，湿热浸淫，邪伤经络；或外伤损筋，血气不畅而致。

【经络辨证】“骭外廉，足跗上皆痛，中指不用”，属足阳明胃经病候；“强立股膝内肿，厥，足大指不用”，属足太阴脾经病候；“是主筋所生病者：……腘、踹、脚皆痛，小指不用”，属足太阳膀胱经病候；“是主肾所生病者：股内后廉痛，痿，厥”，属足少阴肾经病候。

【辨证归经】足太阴脾经与足阳明胃经互为表里，以取足阳明胃经为主；足阳明胃经与足太阳膀胱经互比，以足阳明胃经为双阳合明，阳气较盛，故取足阳明胃经为佳。

【经上一针】测健侧足阳明胃经足三里段实测经脉线，针足三里，以平补平泻手法，针后通脉冲电，留针30min。

【辨证吸氧】留针同时用鼻塞法吸氧，3～5L/min。

【注意事项】患者应在治疗期间卧床休息，注意腿部保温。

十、多发性神经病

多发性神经病，以往称为末梢神经炎，是四肢远端对称性感觉障碍，下运动神经元瘫痪和自主神经功能障碍引起的临床综合征。本病可发生于任何年龄，表现可因病因而异，呈急性、亚急性和慢性经过，多数经数周至数月进展病程，进展由肢体远端向近端，缓解由近端向远端，可见复发病例。本病的共同特点是：肢体远端对称性感觉，运动和自主神经障碍。各种感觉缺失呈手套袜子形分布，可见感觉异常，感觉过度和疼痛等刺激症状。肢体远端下运动神经元瘫痪，严重病例伴肌萎缩和肌束震颤，四肢腱反射减弱或消失，踝反射明显，不能执行精细任务。手、足下垂和跨阈步态，晚期肌肉挛缩出现畸形，体位性低血压、肢冷、多汗或无汗、指（趾）甲松脆，皮肤菲薄、干燥或脱屑，竖毛障碍，传入神经病变导致无张力性膀胱，阳痿和腹泻等。脑脊髓液正常或蛋白含量轻度增高。

中医学认为本病属“痿证”、“痹证”范畴。多因风湿寒邪外袭，淫于筋脉，经络受阻；或因脾胃虚弱，气血生化不足，筋脉失养而致。

【经络辨证】“是主血所病者：……膝髌肿痛，……骭外廉，足跗上皆痛，中指不用”，属足阳明胃经病候；“脾虚则四肢不用，五脏不安。实则腹胀，泾溲不利”，属足太阴脾经病候。

【辨证归经】足太阴脾经与足阳明胃经互为表里，当以足阳明胃经为主。

【经上一针】测一侧足阳明胃经足三里段实测经脉线，针足三里，用补法，针后通脉冲电，留针30min。左右足三里交叉使用。

【辨证吸氧】留针同时用鼻塞法吸氧，3～5L/min。

十一、急性感染性多发性神经根神经炎

急性感染性多发性神经根神经炎，又称为急性感染性脱髓鞘性多发性神经根神经炎，或称格林－巴利综合征。是一种以运动损害为主的单相性自身免疫性周围神经病。病因未明，一般认为与病毒感染或自身免疫异常有关，好发于青壮年。多数患者病前数日到数周有上呼吸道感染或胃肠道感染，起病呈急性或亚急性，一般病程呈渐进性发展，两周左右达到最高峰。也有少数患者病情发展极快，在数天至1～2周内肌无力发展至高峰，同时出现呼吸肌无力而危及生命。一般来说，肢体无力多从双下肢开始，逐渐向上发展，累及躯干，上肢及脑神经支配肌肉。瘫痪为对称性的下神经元性表现，肌肉无力以近端为重。腱反射明显减弱或消失，患者可有主观感觉异常，如肢体远端的麻木，针刺感，疼痛等，可有手套、袜子样感觉障碍或无明确的感觉障碍体征，也有一些患者有严重的位置障碍。颅神经受累亦较多见，最常见者是双侧面瘫，三叉神经、动眼神经、展神经亦可受累，也可出现后组颅脑神经损害而影响吞咽，发音。自主神经功能受损表现为肢端皮肤营养障碍，发绀，出汗。极少数患者可有短暂的排尿功能障碍，有的患者还可出现心动过速，心动过缓，血压不稳等心血管功能障碍的表现。

中医学认为本病属“痿证”范畴。其发病与肺脾肾肝等脏腑功能失调有关。

【经络辨证】“肩前臑痛，大指次指痛不用。气有余，则当脉所过者热肿；虚则寒栗不复”，属手阳明大肠经病候；“是主血所生病者：口㖞……膝髌肿痛；循股、伏兔、骭外廉，足跗上皆痛，中指不用”，属足阳明胃经病候；“强立股膝内肿、厥，足大指不用”，属足太阴脾经病候；“臑臂内后廉痛，厥”，属手少阴心经病候；“肩、臑、肘、臂外后廉痛”，属手太阳小肠经病候；“髀不可以曲，腘如结，踹如裂，是为踝厥……腘、踹、脚皆痛，小指不用”，属足太阳膀胱病候；“股内后廉痛，痿、厥”，属足少阴肾经病候；“臑、肘、臂外皆痛，小指次指不用”，属手少阳三焦经病候；“髀、膝外至胫、绝骨、外踝前，及诸节皆痛，小指次指不用”，属足少阳胆经病候；“督脉之为病，脊强而厥”，属督脉病候。

【辨证归经】督脉总督一身之阳经，故以督脉为主。

【经上一针】测督脉大椎段实测经脉线，针大椎，采用泻法，针后通脉冲电，留针30min。每日三次。

【辨证吸氧】留针同时，用鼻塞法吸氧，3～5L/min。儿童可适当减量2～3L/min。

【注意事项】室温宜在25℃为宜，加强营养，不仅患者应戒除烟酒，他人在室内也禁止吸烟，注意翻身，防止褥疮。

十二、神 经 衰 弱

神经衰弱又称慢性疲劳综合征，发病机制不明，多数认为易病素质，躯体因素和社会心理因素是引起神经衰弱的重要原因。神经衰弱主要的精神症状和躯体症状归纳如下：

1. 易兴奋　在工作学习或看电视、听广播时都可以引起许多的联想和回忆，感到分心和控制不住，部分患者可出现感觉过敏。

2. 易疲劳　患者感到精力不足、萎靡不振，容易疲劳，思考问题困难，注意力难以集中，效率明显降低，即使充分休息亦不能消除疲劳。

3. 情绪症状　主要表现为易激惹，部分患者可出现紧张焦虑的情绪。

4. 肌肉紧张性疼痛　以紧张性头痛最常见。患者感到头顶重压感，头胀、头部紧束感，或颈部僵硬，部分患者还诉述腰酸背痛或四肢肌肉疼痛。

5. 睡眠障碍　最常见的是入睡困难，其次是多梦易惊醒、或醒后不能再入睡，或感到睡眠很浅，甚至感到整夜未眠。

6. 自主神经功能紊乱　较常见的有头昏、心悸、心慌、气急、胸闷、腹胀、腹泻或便秘、尿频、月经不调、遗精、阳痿、早泄等。

中医学认为本病属“郁证”、“心悸”、“不寐”、“虚损”、“遗精”等范畴。多因思虑过度，劳伤心脾；房事不节，肾气亏损；情志不舒，肝气郁滞以及心胆气虚，神志不宁等所致。其病位主要在心、肝、脾、肾等脏。

【经络辨证】“是主脾所生病者：体不能动摇，食不下，烦心”，属足太阴脾经病候；“是动则病：冲头痛”，属足太阳膀胱病候；“是动则病：饥不欲食，面如漆柴……坐而欲起，目𥇦𥇦如无所见，心如悬，若饥状，气不足则善恐”，属足少阴肾经病候；“是主脉所生病者：烦心、心痛”，属手厥阴心包经病候。

【辨证归经】“心者五脏六腑之大主也……诸邪之在心者，皆在于心之包络，包络者，心主之脉也。”应归属手厥阴心包经。

【经上一针】测一侧手厥阴心包经内关段实测经脉线，针内关，用平补平泻手法，针后通脉冲电，留针30min。左右内关交叉使用。

【辨证吸氧】留针同时用鼻塞法吸氧，3～5L/min。

十三、癔　症

癔症，又称歇斯底里，病因不明，发病与精神因素和患者的性格特征有关。癔症好发于青春期，女性多于男性，文化程度较低者发病较多。本病大多突然发作，多数呈反复发作，症状带有夸张性，表演性，往往在周围人多时症状加重。临床表现甚为复杂、多样，有易受暗示的特点，躯体检查不能发现相应器质性病变，躯体症状常违背解剖生理规律。

（一）癔症性精神障碍

癔症性精神障碍又称解离性障碍。可分为如下六种类型：

1. 情感暴发　常情绪激动时突然发作，表现为哭闹叫喊、捶胸顿足、撕衣毁物、手舞足蹈等，其言语和行为有尽情发泄内心愤懑情绪的特点，以生动的表情、夸张的动作获取别人注意和同情。人多时发作更剧烈，历时数十分钟至数小时不等，事后有部分遗忘。

2. 意识障碍　以朦胧状态和意识狭窄为多见，意识范围缩小。

3. 癔症性痴呆　简单的问题不能回答，复杂问题回答正确；患者能针对问题回答，但答案近似而不正确；表现为语言、表情幼稚犹如儿童。

4. 癔症性遗忘　表现为与精神创伤有关的重大事件突然失去记忆。

5. 癔症性神游　表现为突然从家中出去，到外地旅行。日常生活能力和简单社交接触能依然存在，但意识范围缩小，清醒后对病中经过不能回忆。

6. 其他　发病时可有亡故亲人附体说话的发作。

（二）癔症性躯体障碍

癔症性躯体障碍又称转换性障碍。主要表现为运动障碍、感觉功能障碍，症状和体征不符合解剖和生理规律。

1. 运动障碍

(1) 癔症性痉挛发作：患者突然倒地，屏气或过度喘气，双目紧闭，面色潮红，全身发直或四肢不规则舞动，维持几分钟至几十分钟不等。

(2) 癔症性瘫痪：以单瘫和截瘫多见，但检查时肢腱反射正常，肌张力正常，无锥体束征。

(3) 癔症性失声：突然不能说话，但检查时声带活动良好，吸气时能保持内收状态，能咳出声音。

2. 感觉障碍

(1) 视觉障碍：常见失明，但检查瞳孔反射、眼球运动良好，眼底亦无异常。患者虽声称失明，但单独走时却能避开障碍。

(2) 听觉障碍：常见耳聋，但客观检查并无耳疾，睡眠中可被突然唤醒。

(3) 感觉缺失：表现为局部、半身或全身皮肤缺乏感觉，其范围与神经分布不符，缺失感觉可为痛觉、触觉或温觉。

(4) 感觉过敏：对于一般的光、声刺激反应强烈，难以忍受。

(5) 感觉异常：常见有"癔症球"，又称"梅核气"，表现为患者感到有一股气下腹上升至胸、喉部，造成胸部紧迫和喉部梗塞感，这症状有时是癔症性昏厥的先兆。

中医学认为本病属"脏躁"、"郁证"、"厥证"、"梅核气"等病证范畴。复因七情所伤，郁怒不畅引起。其发病与心、肝、肾三脏功能失调有关。

【经络辨证】"是动则病：饥不欲食，面如漆柴……坐而欲起，目𥆨𥆨如无所见，心如悬，若饥状，气不足则善恐"，属足少阴肾经病候；"是主脉所生病者：烦心，心痛"，属手厥阴心包经病候；

【辨证归经】"心者五脏六腑之大主也……诸邪之在心者，皆在于心包络，包络者，心主之脉也。"应归属手厥阴心包经。

【经上一针】测一侧手厥阴心包经内关段实测经脉线，针内关，采用泻法，针后通脉冲电，留针30min。左右内关交叉使用。

【辨证吸氧】留针同时，用鼻塞法吸氧，3～5L/min。

十四、癫　　痫

癫痫是一组由神经元突然异常放电所引起的短暂大脑功能失调的慢性综合征。根据异常神经元放电所涉及的部位，以及放电扩散的范围不同，临床上可有短暂的运动、感觉、意识、自主精神等障碍。这种发作性异常放电是不伴发热的，一次突然异常放电所致的神经功能障碍称为痫性发作。癫痫发作大多具有间歇性、短时性和刻板性3个特点，各类发作即可单独地或不同组合地出现于同一个病人身上，也可能开始表现为一种类型的发作，以后转为另一种类型。例如，在儿童期出现的失神发作可在青春后期转为全身性强直性阵挛性发作；也有起初为大发作，以后发生复杂部分性发作等。现仅介绍临床常见的一种发作类型，全身性强直阵挛性发作，患者突然神志丧失并全身抽搐发作，按症状可分为三期：

（一）先兆期

部分继发性发作病人在发作前一瞬间可出现一些先兆症状，分为感觉性（如上腹部不适，胸、腹气上升，眩晕，心悸等），运动性（如身体局部抽动或头、眼向一侧转动等），或精神性（如无名恐惧，不真实感或如入梦境等）。先兆症状极短暂，有的甚至不能回忆。

（二）抽搐期

病人突然神志丧失，发出尖叫声，跌倒，瞳孔散大，光反应消失。又可分为二期：

1. 强直期　全身肌肉强直性收缩，颈部和躯干自前屈转为反张，肩部内收，肘、腕和掌指关节屈曲，拇指内收，双腿伸直，足内翻。由于呼吸肌强直收缩，呼吸暂停，脸色由苍白或充血转为青紫，双眼上翻，持续约20秒左右。先自肢端呈现细微的震颤，震颤幅度逐渐增大并延及全身，即进入阵挛期。

2. 阵挛期　全身肌肉屈曲痉挛，继之有短促的肌张力松弛，呈现一张一弛性交替抽动，形成阵挛。发作过程中阵挛频率逐渐减少，松弛时间逐渐延长。约1～3min后，出现最后一次强烈痉挛后，抽搐突然停止。在此期间，由于胸部的阵挛活动，气体反复由口中进出，形成白沫。若舌或颊部被咬破，则口吐血沫。

（三）痉挛后期或昏睡期

在此期间，病人进入昏睡状态。在最后一次明显的痉挛后5秒钟有时可有轻微短暂的强直性痉挛，但以面部咬肌为主，造成牙关紧闭并有再次咬破舌头的可能。在最后一次痉挛到第二次肌肉强直期之间全身肌肉松弛，包括括约肌在内，尿液可能自尿道流出造成尿失禁。呼吸渐趋平稳，脸色也逐渐转为正常，病人由昏迷、昏睡、意识模糊而转为清醒。此期长短不一，经数分钟至数小时不等。醒后除先兆症状外，对发作经过不能回忆，往往感到头痛、头昏、全身酸痛乏力。

中医学认为本病为“癫疾”、“痫证”、俗称“羊痫风”。由于七情失调，先天因素，脑部外伤，饮食不节，劳累过度，或患他病之后，使脏腑失调，痰浊阻滞，气机逆乱，风阳内动所致，而尤以痰邪作祟最为重要。本病以头颅神机受损为本，脏腑失调为标。

【经络辨证】“是主筋所生病者：……癫疾”，属足太阳膀胱经病候；“督脉为病，脊强反折”，属督脉病候。

【辨证归经】属足太阳膀胱经与督脉，督脉为阳脉之海，故仅取督脉。

【经上一针】测督脉大椎段实测经脉线，针大椎，从大椎沿皮下向下方斜刺，用泻法，针后通脉冲电，留针30min。每日可治疗3次。

【辨证吸氧】留针同时用鼻塞法吸氧，3～5L/min。

【注意事项】患者如有发作先兆时应立即卧倒，以防跌伤。发作时令患侧卧，解开衣领口，使痰涎易于排出，并用毛巾或手帕、纱布缠裹的压舌板，垫在上下牙齿之间，以防咬唇舌。

十五、帕金森病

帕金森病，又称震颤麻痹。造成原发性帕金森病的黑质及其纹状体通路变性尽管有多种解释，但仍然不明。由脑部炎症、药物和化学毒物中毒、血管性疾病、代谢障碍、肿瘤等均可造成与帕金森病类似的临床表现和病理改变，则称为帕金森综合征。当帕金森病的患者分别出现两眼球垂直凝视运动障碍、直立性低血压、小脑共济失调、痴呆及锥体外系损害等中枢神经多系统萎缩的临床表现，则称之为帕金森叠加综合征。

病情缓慢进行性加重。常由一个肢体或一侧肢体开始，逐渐波及四肢和躯干，呈全身对称性损害症状。运动徐缓、震颤和肌强直三大主要症状孰先孰后，因人而异。本病病程很长，可持续数年或数十年之久。

典型的全身累及的帕金森病患者面部无表情、眨眼极少；站立时呈特殊姿势（头部前倾、躯干俯屈、上臂内收、肘关节屈曲、腕关节伸直、手指内收、拇指对掌、指间关节伸直、髋及膝关节均略弯曲）；双手部有较明显的静止性震颤；语言变低、咬音不准、发音呈暴发性，故构音不清楚；行走时起步困难，迈开步后往往以急进小步前进，两上肢无摆动，不能及时停步或转弯，故呈“慌张步态”，各种日常生活动作十分缓慢。

1. 震颤　早期震颤出现于肢体处于静止状态时，称为静止性震颤，在少部分病人中可见。约4次/秒的拇和手指的“搓丸样动作”。做随意动作时震颤减轻或停止，睡眠时全停止，情绪激动时震颤加重。

2. 强直　肢体或头颈部关节做被动运动时促动肌和拮抗肌均有肌张力增加，可感觉到均匀性的阻力，称为“铅管样强直”。如在均匀阻力上出现断续的停顿，如齿轮转动状，则为“齿轮样强直。”站立的典型特殊姿势是由于强直造成的。

3. 运动徐缓和姿势反射丧失　日常生活动作十分缓慢，如起坐、翻身、解系带子或扣子、穿脱衣服、洗漱等。书写困难，所写字迹不正，越写越小，称为“写字过小症”。而面肌运动减少、眨眼少、双目凝视，呈“面具脸”。

中医学认为本病属“脑风”、“震颤”、“颤振”、“振掉”、“痉病”、“肝风”等范畴。其病理特点为本虚标实，本虚以肝、肾、脾为主，可见肝肾不足，气血亏虚；标实则为内风、瘀血、痰热。主病在肝，病久波及脾肾。

经络辨证：“是主血所生病者：……膝髌肿痛；……骭外廉，足跗上皆痛，中指不用”，属足阳明胃经病候；“强立股膝内肿、厥，足大指不用”，属足太阴脾经病候；“是主心所生病者：……臑臂内后廉痛，厥”，属手少阴心经病候；“臑、肘、臂外后廉痛”，属手太阳小肠经病候；“是主筋所生病者：……腘、踹、脚皆痛，小指不用”，属足太阳膀胱经病候；“是主肾所生病者：……股内后廉痛，痿，厥，嗜卧”，属足少阴肾经病候；“是动则病：……臂、肘挛急”，属手厥阴心包经病候；“是主气所生病者：……臑、肘、臂外皆痛，小指次指不用”，属手少阳三焦经病候；“是主骨所生病者：……膝外至胫、绝骨、外踝前、及诸节皆痛，小指次指不用”，属足少阳胆经病候；“风气循风府而上，则为脑风”，属督脉病候。

【辨证归经】督脉为诸阳脉之海；“心者五脏六腑之大主也……诸邪之在心者，皆在于心之包络，包络者，心主之脉也。”应手厥阴心包经为主；足阳明胃经为双阳合明、阳气极盛之经脉。

【经上一针】每日针3次，一次测督脉大椎段实测经脉线，针大椎，沿皮下向下斜刺；第二次测一侧手厥阴心包经内关段实测经脉线，针内关；第三次测一侧足阳明胃经足三里段实测经脉线，针足三里。均用泻法，针后通脉冲电，留针30min。左右内关、足三里可交叉使用。

【辨证吸氧】留针同时用鼻塞法吸氧，3～5L/min。

【注意事项】运动徐缓和姿式反射丧失，日常动作十分缓慢，如起坐、翻身、解系带子或扣子、穿脱衣服等，别人不要帮助，如帮助后自己将无力进行，在治疗期间坚持自力更生精神，有助治疗效果。

十六、舞　蹈　症

舞蹈症是一种舞蹈样不自主动作的综合征，可由多种疾病造成基底核损害的一种临床症状群，故又称为舞蹈综合征。它是肢体的某一部分或全身呈明显的不规则、急速、无目的地舞蹈样不自主运动，无论任何舞蹈病均可累及面部肌群、上肢、下肢和躯干后出现类似的多变的舞蹈样动作，舞蹈病时肌张力往往降低，故可认为舞蹈病是与帕金森病肌张力增高－运动过少综合征相反的一种肌张力降低－运动过多综合征。

中医学认为本病属“瘛疭”范畴。多因湿热蕴蒸，伤津化痰，风火相煽，风痰阻络所致。

【经络辨证】“臂、肘挛急”，属手厥阴心包经病候；“督脉为病，脊强反折”，属督脉病候。

【辨证归经】“心者五脏六腑之大主也……诸邪之在心者，皆在于心之包络，包络者，心主之脉也”。督脉为阳脉之海，故应以督脉与手厥阴心包经为主。

【经上一针】每日针3次，一次测督脉大椎段实测经脉线，针大椎；第2次测一侧手厥阴心包经内关段实测经脉线，针内关；以后轮流交替进行针刺。用泻法，针后通脉冲电，留针30min。左右内关可交叉取用。

【辨证吸氧】留针同时，用鼻塞法吸氧，2～5L/min。

十七、共　济　失　调

共济失调，是小脑、本体感觉及前庭功能障碍导致运动笨拙和不协调，累及四肢、躯干及咽喉肌可引起姿势、步态和语言障碍。表现为站立不稳，步态蹒跚，行走时两脚远离分开，摇晃不定，严重甚至难以坐稳；向前向后倾倒，表现辨距不良，和意向性震颤，上肢较重，字迹愈写愈大（大写症）；说话缓慢，含糊不清，声音呈断续，顿挫或暴发式，表现吟诗样或暴发性语言，出现眼震，双眼来回摇动。肌张力减低，可见钟摆样腱反射。

1. 大脑共济失调　症状轻，较少伴发眼震。

2. 感觉性共济失调　站立不稳、迈步不知远近，落脚不知深浅，踩棉花感，常目视地面而走，在黑暗处难以行走。

3. 前庭性共济失调　以平衡障碍为主，常伴严重眩晕、呕吐和眼震等。

中医学认为本病属"颤证"、"振掉"范畴。多由气血两虚，筋脉失于濡养；或久病入络，血瘀气滞所致。

【经络辨证】"督之为病，脊强而厥"，属督脉病候。

【经上一针】测督脉大椎段实测经脉线，针大椎，用补法，针后通脉冲电，留针30min。

【辨证吸氧】留针同时用鼻塞法吸氧，3～5L/min。

第六节　妇产科疾病

一、妊娠剧吐

妊娠剧吐，指少数孕妇早孕反应严重，频繁恶心呕吐，不能进食，以至发生体液失衡及新陈代谢障碍，甚至危及孕妇生命。病因至今尚不明确，多见于年轻初孕妇，停经40日左右出现早孕反应，逐渐加重直至频繁呕吐不能进食，呕吐物中有胆汁或咖啡样物质。严重呕吐引起失水及电解质紊乱，动用体内脂肪，其中间产物丙酮聚集，引起代谢性酸中毒。患者体重明显减轻，面色苍白，皮肤干燥，脉搏细数，尿量减少，严重时出现血压下降。可出现嗜睡，意识模糊，谵忘甚至昏迷。

中医学认为本病属“子病”、“恶子”、“恶食”、“妊娠恶阻”、“孕吐”等范畴。多因脾胃素虚，孕后经血不泻，脾虚痰生，中气上逆，或肝郁气滞，肝胃失和所致。其证寒少热多。

【经络辨证】“是动则病：舌本强，食则呕”，属足太阴脾经病候；“胆病者，善太息，口苦，呕宿汁”，属足少阳胆经病候。

【辨证归经】“心者五脏六腑之大主也……诸邪之在心者，皆在于心之包络，包络者，心主之脉也”，属手厥阴心包经病候。

【经上一针】测一侧手厥阴心包经内关段实测经脉线，针内关，热证用泻法，寒证用补法，针后通脉冲电，留针30min。左右内关交替进行针刺。

【辨证吸氧】留针同时用鼻塞法吸氧，3～5L/min。

【注意事项】根据化验结果，明确失水量及电解质紊乱情况，酌情补充水分和电解质。

二、胎 位 异 常

胎位异常指妊娠30周后，胎儿在子宫的位置不正。临床上孕妇本身无自觉症状，经产科检查诊断为臀先露、肩先露，应及时矫正。

中医学认为，妇女以血为本，惟气顺则血和，胎安则产顺。气血阻滞，肾阳受损，乃是导致胎位不正的主要原因。

【经络辨证】“肾气虚则厥，实则胀，五脏不安”，属足少阴肾经病候。

【辨证归经】足少阴肾经与足太阳膀胱经互为表里。阳主动，阴主静，针足太阳膀胱经脉气所发处（井穴），可调节足少阴之气，以收矫正胎位之效。

【经上一针】测一侧足太阳膀胱经至阴段实测经脉线，针至阴，用平补平泻手法，留针30min，每日一次。左右至阴交替使用。

经上艾灸：在一侧足太阳膀胱经至阴，用艾卷温和灸法，每次 20～30min，每日 1～2 次。左右至阴更迭使用。

三、产后子宫收缩乏力

产后子宫收缩乏力，形成产后出血，胎儿娩出后24小时内失血量超过500ml，是分娩期严重并发症，居导致我国产妇死亡原因的首位，其发病率占分娩总数2%～3%。依出血量的多少，产妇又可不同程度地伴有面色苍白，出冷汗，四肢发凉，血压下降，脉搏细而快；严重者脉搏触不清，转入抑制昏迷状态。

中医学认为本病属“产后出血”、“产后血晕”的范畴。多因体质素弱，精神焦虑，产时耗气伤血；产程过长而损伤冲任；也可因多产，胎儿过大，妇女癥瘕等致使胞脉受损，宫缩无力而引起。

【经络辨证】“脾气虚则四肢不用，五脏不安；实则腹胀，泾溲不利”，属足太阴脾经病候。

【经上一针】测一侧足太阴脾经血海段实测经脉线，针血海，用平补平泻手法，针后通脉冲电，留针30min。左右血海交替进行针刺。

【辨证吸氧】留针同时用鼻塞法吸氧，3～5L/min。

四、异常白带

病理性白带：生殖道出现炎症，特别是阴道炎和宫颈炎或发生癌变时，白带数量显著增多且性状亦有改变。临床常见的有如下几类：

1. 透明黏性白带　外观与正常白带相似，但量显著增多，应考虑慢性宫颈炎等病的可能。

2. 灰黄色或黄白色泡沫稀薄白带　为滴虫阴道炎的特征，可伴外阴瘙痒。

3. 凝乳块或豆渣样白带　为念珠菌阴道炎的特征，常伴有严重外阴瘙痒灼痛。

4. 灰白色匀质鱼腥味白带　常见于细菌性阴道炎，有外阴轻度瘙痒。

5. 脓样白带　色黄或黄绿，黏稠，多有臭味，为细菌感染所致。

6. 血性白带　白带中混有血液，血量多少不一，应考虑宫颈癌等。放置宫内节育器可引起血性白带。

7. 水样白带　持续流出淘米水样白带，且具奇臭者一般为晚期宫颈癌等。

中医学认为本病属“带下病”范畴，并根据带下的颜色分为“白带”、“黄带”、“赤带”、“青带”、“黑带”。本病的发生主要与脾虚肝郁，湿热下注，或肾气不足，下元亏损，带脉失约有关，多属虚证。

【经络辨证】“任脉为病，男子内结七疝，女子带下瘕聚”属任脉病候。

【经上一针】测任脉关元段实测经脉线，针关元，用平补平泻手法，针后通脉冲电，留针30min。

【辨证吸氧】留针同时用鼻塞法吸氧，3～5L/min。

【注意事项】先嘱患者排空尿后，再进行针刺，针刺勿穿透腹膜，持针之手感到有抵触时（此时针到腹白线），患者感到有向下抽的感觉即可。

五、外阴瘙痒

外阴瘙痒多位于阴蒂、小阴唇，也可波及大阴唇、会阴甚至肛周等皮损区。常为阵发性发作，也可为持续性，一般夜间加剧。外阴阴道假丝酵母菌和滴虫阴道炎以外阴瘙痒、白带增多为主要症状。外阴鳞状上皮增生以外阴奇痒为主要症状，伴有外阴皮肤发白。蛲虫病引起的外阴瘙痒以夜间为甚。糖尿病患者由于尿糖对外阴皮肤刺激，特别是伴发外阴阴道假丝酵母菌病时，外阴瘙痒特别严重。无原因的外阴瘙痒一般仅发生在生育年龄或绝经后妇女，外阴瘙痒十分严重，甚至难以忍受，但局部皮肤和黏膜外观正常，仅有抓痕和血痂。

中医学认为本病属“阴痒”范畴。由脾虚湿盛或肝郁化热，下注阴户所致，也可由于素体虚弱，精血不足，血虚生风化燥，外阴失濡或湿虫侵袭引起。

【经络辨证】“邪在肺，则病皮肤痛”，属手太阴肺经病候；“任脉为病，男子内结七疝，女子带下瘕聚”，属任脉病候。

【辨证归经】任脉是阴脉之海，故当以任脉为主。

【经上一针】测任脉关元段实测经脉线，针关元，用平补平泻法，针后通脉冲电，留针30min。

【辨证吸氧】留针同时用鼻塞法吸氧，3～5L/min。

【注意事项】先嘱患者排空尿后，再针刺，针刺以不穿透腹膜为佳。

六、盆　腔　炎

盆腔炎，指女性上生殖道及其周围组织的炎症，主要包括子宫内膜炎、输卵管炎、输卵管卵巢脓肿、盆腔腹膜炎。炎症可局限于一个部位，也可同时累及几个部位，最常见的是输卵管炎、输卵管卵巢炎。盆腔炎大多发生在性活跃期、有月经的妇女，初潮前、绝经后或未婚者很少发生盆腔炎，若发生盆腔炎也往往是邻近器官炎症的扩散。盆腔炎有急性和慢性两类，急性盆腔炎发展可引起弥漫性腹膜炎、败血症、感染性休克，严重者可危及生命。若在急性期未能彻底治愈，则转为慢性盆腔炎，往往经久不愈，并可反复发作，导致不孕、输卵管妊娠、慢性盆腔炎。

中医学认为本病与“腹痛”、“带下病”、“痛经”、“癥瘕”等病的某些症状相似。多因分娩或人流术中病邪感染，是热之侵袭胞脉与血相搏而发病；或经期不注意卫生或行房，湿热之邪乘虚入侵等引起。

【经络辨证】“脾气虚则四肢不用，五脏不安，实则腹胀，泾溲不利”，属足太阴脾经病候；“膀胱病者，小腹偏肿而痛，以手按之，即欲小便而不得”，属足太阳膀胱经病候；“厥阴之厥，则少腹肿痛，腹胀，泾溲不利”，属足厥阴肝经病候。

【辨证归经】足太阴脾经三阴交为肝、脾、肾三经之会穴，故取之。

【经上一针】测一侧足太阴脾经三阴交段实测经脉线，针三阴交，急性盆腔炎用泻法；慢性盆腔炎用平补平泻法，留针同时通脉冲电，留针30min。左右三阴交交替进行针刺。

【辨证吸氧】留针同时用鼻塞法吸氧，3～5L/min。

七、功能失调性子宫出血

功能失调性子宫出血简称功血，属异常子宫出血范畴，是只由调节生殖的神经内分泌机制失常引起的异常子宫出血。功血可分为无排卵和排卵性两类，其中无排卵性功血约占85%。可将异常子宫出血分为①月经过多：周期规则，但经期延长（＞7日）或经量过多（＞80ml）；②经量过多：周期规则，经期正常，但经量过多；③子宫不规则过多出血：周期不规则，经期延长，经量过多；④子宫不规则出血：周期不规则，经期可延长而经量不太多。关于排卵性月经失调常见有两种类型：①黄体功能不足：表现为月经周期缩短。有时月经周期虽在正常范围内，但卵泡期延长、黄体期缩短，以致患者不易受孕或在孕早期流产。②子宫内膜不规则脱落：表现为月经周期正常，但经期延长，长达9～10日，且出血量多。

中医学认为本病属“崩漏”的范畴。多由素体阳盛，七情过极，思虑过度，饮食劳倦，以及素体肾气不足及房劳多育伤肾所致，与肝、脾、肾三脏功能失调密切相关。

【经络辨证】“脾气虚则四肢不用，五脏不安；实则腹胀，泾溲不利”，属足太阴脾经病候。

【经上一针】测一侧足太阴脾经血海段实测经脉线，针血海，用平补平泻手法，针后通脉冲电，留针30min。左右血海更迭使用。

【辨证吸氧】留针同时用鼻塞法吸氧，3～5L/min。

八、排卵性月经失调

排卵性月经失调，多发生于生育期妇女。患者有排卵，但黄体功能异常。常见有两种类型。①黄体功能不足：月经周期中有卵泡发育及排卵，但黄体期孕激素分泌不足或黄体过早衰退，导致子宫内膜分泌反应不良。临床表现为月经周期缩短。有时月经周期虽在正常范围内，但卵泡期延长、黄体期缩短，以致患者不易受孕或在孕早期流产。②子宫内膜不规则脱落：在月经周期中，患者有排卵，黄体发育良好，但萎缩过程延长，导致子宫内膜不规则脱落。临床表现为月经周期正常，但经期延长，长达9～10日，且出血量多。

中医学认为本病是由于外感六邪之寒、热、湿邪，或内伤七情，房劳多产，致使冲任二脉经气失调所致。

【经络辨证】“脾气虚则四肢不用，五脏不安；实则腹胀，泾溲不利”，属足太阴脾经病候。

【经上一针】测一侧足太阴脾经血海段实测经脉线，针血海，用平补平泻手法，针后通脉冲电，留针30min。左右血海交替进行针刺。

【辨证吸氧】留针同时用鼻塞法吸氧，3～5L/min。

九、闭　　经

闭经，表现为无月经或月经停止。根据既往有无月经来潮将闭经分为原发性和继发性两类，原发性闭经指年龄超过16岁、女性第二性征已发育、月经还未来潮，或年龄超过14岁尚无女性第二性征发育者。原发性闭经较少见，往往由于遗传学原因或先天性发育缺陷引起。继发性闭经指正常月经建立后月经停止6个月，或按自身原来月经周期计算停经3个周期以上者。继发性闭经，发生率明显高于原发性闭经。病因复杂，根据控制正常月经周期的4个主要环节，以下丘脑闭经最常见，依次为垂体、卵巢及子宫性闭经。青春期前、妊娠期、哺乳期及绝经后的月经不来潮属正常生理现象。

中医学认为本病属“经闭”、“经闭不利”、“歇经”等范畴。引起本病的原因主要是血枯和血滞，前者属虚，多因先天不足，肝肾亏虚，或气血虚弱，血海空虚无余可下引起；后者属实，多因气滞血瘀，痰湿阻滞，冲任不通，经血不得以下行而致。

【经络辨证】“脾气虚则四肢不用，五脏不安；实则腹胀，泾溲不利”，“太阴之厥，则腹满䐜胀，后不利，不欲食、食则呕，不得卧”，属足太阴脾经病候。

【经上一针】测足太阴脾经一侧血海段实测经脉线，针血海，虚证用补法，实证用泻法，针后通脉冲电，留针30min。左右血海交替进行针刺。

【辨证吸氧】留针同时用鼻塞法吸氧，3～5L/min。

十、痛　经

痛经，是指行经前后或月经出现下腹疼痛、坠胀，伴腰酸或其他不适。痛经可分为原发性和继发性两类，前者是指生殖器官无器质性病变的痛经，后者是指盆腔器质性疾病所引起的痛经。现仅介绍原发性痛经，主要特点表现为：①原发性痛经在青少年期常见，多在初潮后1～2年内发病；②疼痛多自月经来潮后开始，最早出现在经前12小时，以行经第一日疼痛最剧，持续2～3日后缓解。疼痛呈痉挛性，通常位于腹部耻骨上，可放射至腰骶部和大腿内侧；③可伴发恶心、呕吐、腹泻、头晕、乏力等症状，严重时面色发白、出冷汗；④妇科检查无异常发现。

中医学认为本病的主要原因是气血运行不畅所致，即所谓“不通则痛”。多因情志不舒，肝郁气滞，血行受阻，经血滞于胞宫；或因经前受寒饮冷，坐卧湿地，寒湿客于胞宫，经血为寒湿所凝。

【经络辨证】“肝胀者，胁下满而痛引小腹”，“厥阴之厥，则少腹肿痛，腹胀，泾溲不利”，属足厥阴肝经病候。

【经上一针】测一侧足厥阴肝经太冲段实测经脉线，针太冲，用泻法，针后通脉冲电，留针30min。左右太冲交替进行针刺。

【注意事项】注意经期卫生，避免精神刺激和过度疲劳，防止受凉和过食生冷；若长期痛经，应按疗程治疗，在每次月经前3天开始针治，经后再针3～7日，可连续治疗1～3个月经周期。

十一、围绝经期综合征

围绝经期综合征指妇女绝经前后由于性激素减少所致的一系列躯体及精神心理症状。由于更年期定义含糊，1994年WHO提出废除“更年期”这一术语，推荐采用“围绝经期”一词。围绝经期指围绝经的一段时期，包括从接近绝经出现与绝经有关的内分泌、生物学和临床特征起至最后一次月经后一年，即绝经过渡期至最后一次月经后一年。临床表现为月经紊乱，月经周期不规则，持续时间长及月经量增多；反复出现短暂的面部和颈部皮肤阵阵发红，伴有烘热，继之出汗；出现激动易怒，焦虑不安或情绪低落、抑郁寡欢，不能自我控制等情绪症状。记忆力减退及注意力不集中也较常见；泌尿生殖道萎缩症状，出现阴道干燥，性交困难及反复发生的阴道炎，排尿困难，尿急及反复发生尿路感染，尿失禁；易发生动脉粥样硬化、心肌缺血、心肌梗死、高血压和脑出血；围绝经期约25%妇女有骨质疏松。

中医学认为本病属“绝经前后诸证”、“脏躁”范畴。因妇女届近绝经前后，肾气渐衰，天癸将竭，精血不足，冲任亏虚，而出现肾之偏盛偏衰的现象。肾阴不足阳失潜藏，肝阳上亢，或肾阴不足，营血暗伤，心血亏损；肾阳虚衰，失于温养，脾失健运，痰湿阻滞，痰与气结而致。

【经络辨证】“面赤而热，妄见而妄言”，属足阳明胃经病候；“脾气虚则四肢不用，五脏不安；实则腹胀，泾溲不利”，属足太阴脾经病候；“心热病者，……面赤无汗”，属手少阴心经病候；“肾气虚则厥，实则胀，五脏不安”，属足少阴肾经病候；“三焦病者，腹气满，小腹尤坚，不得小便，窘急，溢则水流，即为胀”，属手少阳三焦经病候。

【辨证归经】“心者五脏六腑之大主也……诸邪之在心者，皆在于心之包络，包络，心主之脉也”，故应属手厥阴心包经。

【经上一针】测一侧手厥阴心包经内关段实测经脉线，针内关，用平补平泻手法，针后通脉冲电，留针30min。

【注意事项】对病人要做耐心细致的思想工作，解除顾虑，增强战胜疾病的信心。

十二、子宫脱垂

子宫从正常位置沿阴道下降，宫颈外口达坐骨棘水平以下，甚至子宫全部脱出于阴道口以外，称子宫脱垂。子宫脱垂可分为3度：

（一）Ⅰ度

1. 轻型　宫颈外口已达处女膜缘＜4cm，未达处女膜缘。

2. 重型　宫颈外口已达处女膜缘，在阴道口可见到宫颈。

（二）Ⅱ度

1. 轻型　宫颈已脱出阴道口外，宫体仍在阴道内。

2. 重型　宫颈及部分宫体已脱出于阴道口外。

（三）Ⅲ度

指宫颈及宫体全部脱出至阴道口外。

临床表现Ⅰ度患者多无自觉症状，Ⅱ、Ⅲ度患者常有程度不等的腰骶部疼痛或下坠感。

中医学认为本病属“阴挺”、“阴突”、“阴茄”、“阴挺下脱”、“阴菌”、“阴脱”、“产肠不收”、“子肠不收”等范畴。多由素体虚弱，中气不足，或产育过多，肾气亏耗，加之产时用力太过，或产后劳作过早，使中气下陷，肾气不固，带脉失约而致。故本病多为虚证。

【经络辨证】《难经·二十九难》：“带之为病，腹满，腰溶溶若坐水中”，属带脉病候。

【辨证归经】带脉之会穴，足少阴胆经维道，有收摄胞宫之作用。

【经上一针】测一侧足少阳胆经维道段实测经脉线，针维道，用补法，针后通脉冲电，留针30min。左右维道更迭使用。

【辨证吸氧】留针同时用鼻塞法吸氧，3～5L/min。

【注意事项】针刺时，须先将脱出于阴道外的子宫推入阴道再治疗，同时还要垫高臀位。注意局部卫生。

十三、不 孕 症

不孕症，指凡婚后有正常性生活未避孕，同居两年未受孕者。婚后未避孕而从未妊娠者称原发性不孕，曾有过妊娠而后未避孕连续2年不孕者称继发性不孕。夫妇一方有先天或后天解剖生理缺陷，无法纠正而不能受孕者称绝对不孕；夫妇一方因某种原因阻碍受孕导致暂时不孕，一旦得到纠正仍然受孕者称相对不孕。女性不孕因素占60%，以排卵障碍和输卵管因素居多；男性不育因素占30%，主要是生精障碍与输精障碍；男女双方因素占10%。

中医学认为本病属“无子”、“绝产”等范畴。其发病主要与肝肾和冲任二脉有关。肾主藏精，为先天之本，主生殖；冲为血海，任主胞胎。所以，肾精亏损，肝郁气滞，痰湿阻胞，血瘀寒凝等，均可致肾虚不养，冲任失调而致不孕。其病在肾者为虚证不孕；病因气、血、痰湿者多属实证不孕。

【经络辨证】“此生病从少腹上冲心而痛，不得前后，为冲疝。其女子不孕”，属督脉病候。冲脉和任、督同源导流，冲脉起于胞中，如脉气失调，则有月经失调、不孕、漏胎、小产等病出现。不孕症属冲脉病候。

【辨证归经】据《针灸大全》所载八脉八穴，公孙通于冲脉，故足太阴脾经公孙为主。

【经上一针】测一侧足太阴脾经公孙段实测经脉线，针公孙，实证用泻法，虚证用补法，针后通脉冲电，留针30min。左右公孙交替进行针刺。

【辨证吸氧】留针同时用鼻塞法吸氧，3～5L/min。

第七节　男科疾病

一、早　泄

早泄，一般认为性交时阴茎能勃起，但对射精失去控制能力，阴茎插入阴道前或刚插入即射精。传统观点认为早泄大都是心理性因素，近年来研究发现，这类病人还存在阴茎感觉过敏，或由于阴茎头炎和前列腺炎等疾病诱发。

中医学认为早泄的发生，与心、肝、肾功能失调有关。多因心有所欲，相火妄动，或纵欲伤肾，精气不固；或肝经湿热，扰动精室所致。病有虚实之分。

【经络辨证】任脉过丹田，主人一身之阴，与生殖功能有关，属任脉病候。

【经上一针】测任脉关元段实测经脉线，针关元，实证用泻法，虚证用补法，针后通脉冲电，留针30min。

【辨证吸氧】留针同时用鼻塞法吸氧，3～5L/min。

【注意事项】治疗期间应停止房事，针前先将尿排空。针感抽胀至阴茎。

二、前列腺炎

前列腺炎：可分急性细菌性前列腺炎；慢性前列腺炎，又可分为慢性细菌性前列腺炎、慢性非细菌性前列腺炎。

1. 急性细菌性前列腺炎　大多由尿道上行感染所致。血行感染来源于疖、痈、扁桃体、龋齿及呼吸道感染，也可由急性膀胱炎、急性尿潴留及急性淋菌性后尿道炎等感染的尿液经前列腺管逆流引发，致病菌多为革兰阴性杆菌或假单胞菌，也有葡萄球菌、链球菌、淋球菌及衣原体、支原体等。发病突然，有寒战和高热，尿频、尿急、排尿痛，会阴部坠胀痛，可发生排尿困难或急性尿潴留。

2. 慢性前列腺炎　分为细菌性和非细菌性。

(1) 慢性细菌性前列腺炎：大多数慢性前列腺炎病人没有急性炎症过程。临床表现：排尿改变及尿道分泌物，尿频、尿急、尿痛，排尿时尿道不适或灼热。排尿后和便后常有白色分泌物自尿道口流出，俗称尿道口“滴白”。合并精囊炎时，可有血精。会阴部、下腹隐痛不适，有阳痿、早泄、遗精或射精痛，可出现头昏、头胀、乏力、疲惫、失眠等症状。

(2) 慢性非细菌性前列腺炎：大多数慢性前列腺炎属此类。过量饮酒及辛辣食物常可加重前列腺炎症状，临床表现类似慢性细菌性前列腺炎，所不同是没有反复尿路感染发作。

中医学认为本病属“白淫”、“尿精”、“精浊”等范畴。多因嗜食肥甘，酿成中焦湿热，流注下焦；或房劳不节，肾气虚衰，湿热之邪乘虚而入所致。

【经络辨证】“脾气虚则四肢不用，五脏不安；实则腹胀，泾溲不利"，属足太阴脾经病候。

【经上一针】测一侧足太阴脾经三阴交段实测经脉线，针三阴交（左右交替针刺），实证用泻法，虚证用补法，针后通脉冲电，留针30min。实证一日针1~2次。虚证一日针1次。

【辨证吸氧】留针同时用鼻塞法吸氧，3~5L/min。

【注意事项】禁食辛辣食品，戒除烟酒。

三、睾 丸 炎

睾丸炎：可分为非特异性、病毒性、真菌性、螺旋体性、寄生虫性等类型，腮腺炎病毒引起的病毒性睾丸炎最常见。临床表现为受累睾丸肿痛，阴囊皮肤水肿，鞘膜积液，常有寒战高烧，腹痛。病后睾丸可有不同程度的萎缩，部分患者因少精子或无精子可引起不孕。

中医学认为本病属"囊痈"、"子痰"、"慢性子痈"等证的范畴。多因外感湿热、饮食不节、内伤情志、房事过度等因素所致，其发病与肝脾肾三脏功能失调有关。病初期，多为实证，如久治不愈，反复发作，多表现为虚证。

【经络辨证】"小肠病者，小腹痛，腰脊控睾而痛"，属手太阳小肠经病候。

【经上一针】测一侧手太阳小肠经小海段实测经脉线，针小海（左右交替针刺），实证用泻法，虚证用补法，针后通脉冲电，留针30min。

【辨证吸氧】留针同时用鼻塞法吸氧，3~5L/min。

【注意事项】禁食辛辣之品，及甘肥滋腻，禁烟酒。

四、阳 痿

阳痿，指成人男子阴茎临房不举，或举而不坚，影响正常性生活的一种疾病。有功能性与器质性之分，前者约占85%~90%，与多种精神因素有关，以性交时多不能勃起，但在其他情况下，如手淫或夜间憋尿，却能勃起，多勃起无力，或坚而不长为特征。后者是由于解剖原因，或其他疾病及药物的影响所致，以阴茎始终呈痿软状态，不能勃起为特征。若由于情绪波动，过度疲倦或酗酒等原因偶尔不能勃起者，不属病态。

中医学认为本病属“阳痿”、“宗筋驰纵”、“阴器不用”等证的范畴。多因纵欲无度，久犯手淫，或频繁遗精，损伤精气；或抑郁恼怒，肝气郁结；或思虑惊恐，损伤心脾、心肾；少数可由湿热下注，宗筋弛纵而致病。

【经络辨证】“任脉为病，男子内结七疝，女子带下瘕聚”，属任脉病候。

【经上一针】测任脉关元段实测经脉线，针关元，用补法，勿穿透腹膜，针后通脉冲电，留针30min。

【辨证吸氧】留针同时用鼻塞法吸氧，3～5L/min。

【注意事项】针前请患者先排尿，针感抽胀达阴茎。

五、遗　精

遗精，是男子非性生活而致精液外泄。作为临床症状，可见于多种疾病中，如神经衰弱、精囊炎、睾丸炎、前列腺炎、附睾炎等。

中医学认为本病属“梦遗”、“滑精”范畴。其发病主要责之于肾，并与心脾密切相关。多由于思虑过度，恣情纵欲，劳伤心肾，阴精亏耗，心阳独亢，水火不济，心肾不交，相火内炽，扰动精室；或因嗜食辛辣肥甘，好酒贪杯，湿热下注，精室不安所致。如病延日久，肾元虚惫，封藏失司，则成滑精。

【经络辨证】任脉过丹田，主人一身之阴，与生殖功能有关。属任脉病候。

【经上一针】测任脉关元段实测经脉线，针关元，勿穿透腹膜，针后通脉冲电，留针30min。

【辨证吸氧】留针同时用鼻塞法吸氧，3～5L/min。

【注意事项】针前请患者将尿排空，针感抽胀可达阴茎，忌食辛辣食品，戒烟酒。

第八节　眼科疾病

一、睑 腺 炎

睑腺炎，是眼睑腺体由黄色葡萄球菌感染而引起。如果是睫毛毛囊或其附属的皮脂腺或变态汗腺感染，称为外睑腺炎，以往称为麦粒肿。如果是睑板腺感染，称为内睑腺炎。临床表现：患者呈现红、肿、热痛等急性炎症典型表现，疼痛程度常与水肿程度呈正比。①外睑腺炎的炎症反应主要位于睫毛根部的睑缘处，开始时红肿范围较弥散，有明显压痛硬结，疼痛剧烈，同侧耳前淋巴结肿大和压痛。②内睑腺炎被局限于睑板腺内，肿胀比较局限，疼痛明显，病变处有硬结，睑结膜面局限性充血，肿胀。睑腺炎发生2~3天后，可形成黄色脓点，外睑腺炎向皮肤方向发展，局部皮肤出现脓点，硬结软化，可自行破溃。内睑腺炎常于睑结膜面形成黄色脓点，向结膜囊内破溃。

中医学认为本病属“土疳”、“土疡”、“针眼”、“挑针”等范畴。多因风热客于胞睑，或过食辛辣炙煿之物，以致脾胃蕴积热毒，上攻于目，变生疮疖。

【经络辨证】“是主骨所生病者：头痛，颔痛，目锐眦痛”，属足少阳胆经病候。

【经上一针】测一侧足少阳胆经光明段实测经脉线，针光明（左右光明交替针刺）用泻法，针后通脉冲电，留针30min。一日针2~3次。

【注意事项】忌食辛辣刺激性食品。

二、睑板腺囊肿

睑板腺囊肿，是睑板腺特发性慢性肉芽肿性炎症。以往称为霰粒肿，它由纤维结缔组织包囊，囊内含有睑板腺分泌物及包括巨细胞在内的慢性炎症细胞的浸润。多见于青少年或中年人，一般发生于上睑，也可以上、下眼睑或双眼同时发生。病程进展缓慢，表现为眼睑皮下圆形肿块，大小不一，较大者可使皮肤隆起，但与皮肤无粘连。大的肿块可压迫眼球，产生散光而使视力下降。与肿块对应的睑结膜面，呈紫红色或灰红色的病灶，一般无疼痛感，肿块也无明显压痛。一些患者开始时有轻度炎症表现和触痛，但没有睑腺炎的急性炎症表现。小的囊肿可以自行吸收，但多数长期不变，或逐渐长大，质地变软。也可自行破溃，排出胶样内容物，在睑结膜面形成肉芽肿。也可以在皮下形成暗紫红色的肉芽组织。睑板腺囊肿如有继发感染，则形成急性化脓性炎症，临床表现与内睑腺炎相同。

中医学认为本病属“眼胞痰核”范畴。多因恣食辛热炙煿，脾胃蕴热与痰湿混结，阻塞经络，结于眼睑而成。

【经络辨证】“胆足少阳之脉，起于目锐眦”，足少阳胆经循行起始目外眦。病变在目，肝开窍于目，肝胆互为表里，应归属足少阳胆经病候。

【经上一针】测一侧足少阳胆经光明段实测经脉线，针光明（左右光明交替针刺），用平补平泻法，针后通脉冲电，留针30min。

【辨证吸氧】留针同时用鼻塞法吸氧，3～5L/min。

【注意事项】忌食炙煿之品。

三、睑　缘　炎

睑缘炎是指睑缘表面、毛囊及其腺组织的亚急性或慢性炎症。主要分为鳞屑性、溃疡性和眦部睑缘炎三种。

1. 鳞屑性睑缘炎　由于睑缘的皮脂溢出所造成的慢性炎症。患者常可发现卵圆皮屑芽胞菌。睑缘充血、潮红，睫毛和睑缘表面附着上皮鳞屑，睑缘表面有点状皮脂溢出，皮脂集于睫毛根部，形成黄色蜡样分泌物，干燥后结痂。去除鳞屑和痂皮后，暴露出充血的睑缘，但无溃疡或脓点。睫毛容易脱落，但可再生。患者自觉眼痒、刺痛和烧灼感。如长期不愈，可使睑缘肥厚，后唇钝圆，使睑缘不能与眼球紧密接触，泪点肿胀外翻而导致泪溢。

2. 溃疡性睑缘炎　睫毛毛囊及其附属腺体的慢性或亚急性化脓性炎症。大多为金黄色葡萄球菌感染引起，也可由鳞屑性睑缘炎遭受感染后转变为溃疡性。患者也有眼痒、刺痛和烧灼感等，但更为严重。睑缘有更多的皮脂，睫毛根部散布小脓疱，有痂皮覆盖，去除痂皮后露出睫毛根端和浅小溃疡，睫毛常被干痂粘结成束，睫毛毛囊因感染而被破坏，睫毛容易随痂皮脱落，且不能再生，形成秃睫。

3. 眦部睑缘炎　多因莫－阿双杆菌感染所引起。多为双侧，主要发生于外眦部。患者自觉眼痒、异物感和烧灼感。外眦部睑缘和外眦部皮肤充血，肿胀，并有浸渍糜烂。

中医学认为本病属“睑弦红赤”范畴。多因风湿热邪侵袭胞睑边缘而发病。

【经络辨证】“胆足少阳之脉，起于目锐眦”，足少阳胆经循行始于目锐眦。病变在目，肝开窍于目，肝胆互为表里，故应归属足少阳胆经病候。

【经上一针】测一侧足少阳胆经光明段实测经脉线，针光明（光明左右交替针刺），用泻法，针后通脉冲电，留针30min。

【辨证吸氧】留针同时用鼻塞法吸氧，3～5L/min。

【注意事项】禁嗜烟酒，少吃辛辣荤腥，肥甘厚腻等食品。

四、结　膜　炎

结膜的大部分表面暴露于外界，与多种多样的微生物以及环境相接触，但眼表的特异性和非特异性防护机制使其具有一定的预防感染和使感染局限的能力，但当这些防御能力减弱或外界致病因素增强时，将引起结膜组织的炎症发生，这种炎症统称为结膜炎。结膜炎分类：①根据病因可分为感染性、免疫性、化学性或刺激性、全身疾病相关性、继发性和不明原因性结膜炎。②根据结膜炎发病的快慢，可分为超急性、急性或亚急性、慢性结膜炎。一般将病程少于3周者称为急性结膜炎，超过3周者为慢性结膜炎。③按结膜对病变反应的主要形态，可分为乳头性、滤泡性、膜性或假膜性、瘢痕性和肉芽肿性结膜炎。临床表现：①症状：常有异物感、烧灼感、发痒、分泌物增多。如有畏光流泪、眼痛或虹膜和睫状体疼痛，表明炎症波及角膜。②体征：重要的有结膜充血，分泌物、乳头增生、结膜水肿、滤泡、伪膜和真膜、肉芽肿、假性上睑下垂，耳前淋巴结肿大等。

中医学认为本病属“暴风客热”、“红眼”、“天行赤眼”、“目赤”、“天行赤眼暴翳”、“金疳”、“赤丝虬脉”等范畴。多由风邪毒外袭；或内热蕴积，复受时疫；或体虚气弱，外邪乘之引起。其病与肺脾功能失调有关。临床表现多为实证，亦有虚中夹实者。

【经络辨证】“胆足少阳之脉，起于目锐眦”，足少阳胆经循行起于目锐眦。肝开窍于目，肝胆互为表里，应归属足少阳胆经病候。

【经上一针】测一侧足少阳胆经光明段实测经脉线，针光明（左右光明交替针刺），用泻法，针后通脉冲电，留针30min。

【辨证吸氧】留针同时用鼻塞法吸氧，3～5L/min。

【注意事项】本病具有传染性，应严格进行消毒，注意交叉感染。

五、沙　眼

沙眼是由沙眼衣原体引起的一种慢性传染性结膜角膜炎。沙眼衣原体由我国汤飞凡、张晓楼等人于1955年用鸡胚培养的方法在世界上首次分离出来。沙眼是导致目盲的主要疾病之一，一般其病缓慢，多为双眼发病，但轻重程度可有不等。沙眼衣原体感染后潜伏期5～14天，幼儿患沙眼后，症状隐匿，可自行缓解，不留后遗症，成人沙眼为亚急性或急性发病过程，早期即出现并发症。

1. 急性期　症状包括畏光、流泪、异物感，较多黏液或黏液性分泌物。可出现眼睑红肿，结膜明显充血、乳头增生，上下穹隆部结膜浸润、充血、布满滤泡，可合并弥漫性角膜上皮炎及耳前淋巴结肿大。

2. 慢性期　无明显不适，仅眼痒，异物感，干燥和烧灼感。结膜充血减轻，结膜污秽肥厚，同时有乳头及滤泡增生，病变以上穹隆及睑板上缘结膜显著，并可出现垂帘状的角膜血管翳。在病变进展中，结膜病变逐渐形成瘢痕。

3. 晚期　发生睑内翻与倒睫、上睑下垂、睑球粘连、角膜混浊、实质性结膜干燥症、慢性细囊炎等并发症，导致症状加重，可严重影响视力，甚至失明。

中医认为本病属“椒疮”范畴。多因嗜食辛辣厚味，饮酒过度，致脾胃积热，复感风热毒邪，热结血壅，搏结于胞睑，郁滞血络而成。

【经络辨证】“胆足少阳之脉，起于目锐眦”，足少阳胆经循行起于目锐眦。肝开窍于目，肝胆互为表里，应归属足少阳胆经病候。

【经上一针】测一侧足少阳胆经光明段实测经脉线，针光明（左右光明交替针刺）用泻法，针后通脉冲电，留针30min。

【辨证吸氧】留针同时用鼻塞法吸氧，3～5L/min。

【注意事项】忌食辛热炙煿，肥甘滋腻之品，禁吸烟饮酒。并发睑内翻、倒睫可考虑手术。

六、翼状胬肉

翼状胬肉，是一种慢性炎症病变，因形状似昆虫翅膀而得名，俗称“攀睛”或“胬肉攀睛”，多在睑裂斑的基础上发展而成。多双眼发病，以鼻侧多见，一般无明显自觉症状，或仅有轻度异物感，当病变接近角膜瞳孔区时，因引起角膜散光或直接遮挡瞳孔区而引起视力下降，睑裂区肥厚的球结膜及其下纤维血管组织呈三角形向角膜侵入。按其发展与否、可分为进行型和静止型两型：①进行型：头部隆起、其前端有浸润，有时见色素性铁线，体部充血、肥厚、向角膜内逐渐生长。②静止型：头部平坦，体部菲薄，充血不明显，静止不发展。

中医学认为本病属“胬肉攀睛”、“胬肉侵睛”、“攀筋”范畴。多因心、肺二经风热壅盛，或恣食五辛酒浆，温热内生所致。本病多属实证、热证。

【经络辨证】肝开窍于目，肝胆互为表里，故属足少阳胆经病候。

【经上一针】测一侧足少阳胆经光明段实测经脉线，针光明(左右光明交替针刺)，用泻法，针后通脉冲电，留针30min。

【辨证吸氧】留针同时用鼻塞法吸氧，3～5L/min。

【注意事项】少食辛辣炙煿及刺激性食物，可配戴有色眼镜，以防风沙及强光刺激。

七、角膜炎

角膜炎最常见症状为眼痛、畏光、流泪、眼睑痉挛等，可持续存在，直到炎症消退。常常伴有不同程度的视力下降，若病变位于中央光学区，则视力下降更明显。化脓性角膜炎除角膜化脓坏死病灶外，其浸润灶表面还伴有不同性状的脓性分泌物。角膜炎的典型体征为睫状充血，角膜浸润及角膜溃疡形成。角膜炎的分类尚未统一，目前多按其致病原因分类，如细菌性、病毒性、真菌性、棘阿米巴性、免疫性、营养不良性、神经麻痹性及暴露性角膜炎等。

中医学认为本病属“黑睛翳障”、“银星独见”、“聚星障”、“聚开障”、“混睛障”、“花翳白陷”、“凝脂翳”、“黄液上冲”、“蟹睛”等范畴。因黑睛在五轮学中内应于肝，肝与胆相表里，故该病多由肝经风热、肝胆湿热、肝肾阴虚、虚火上炎而致邪热循经上犯于目而发病。

【经络辨证】“胆足少阳之脉，起于目锐眦”，胆经循行起于目锐眦。病变在目，肝开窍于目，肝胆互为表里，应归属足少阳胆经病候。

【经上一针】测一侧足少阳胆经光明段实测经脉线，针光明（左右光明交替针刺）。实证用泻法，虚证用补法，针后通脉冲电，留针30min。

【辨证吸氧】留针同时用鼻塞法吸氧，3～5L/min。

八、巩 膜 炎

巩膜炎为巩膜基质层炎症，本病好发于20～60岁，女性多见，50%以上为双眼发病。巩膜炎可分为前巩膜炎和后巩膜炎，前巩膜炎又可分为结节性、弥漫性和坏死性。

1. 前巩膜炎 病变位于赤道部前，双眼先后发病。每次发作可持续数周，反复发作，病程迁延可达数月或数年。临床表现：①疼痛：眼部疼痛、压痛，有刺激症状。部分病例夜间疼痛更明显，有时可表现侧头痛。②视力可轻度下降，眼压略有增高。③巩膜病灶：充血的巩膜血管走行紊乱，不可推动。若出现无血管区，提示闭塞性脉管炎，预后不良。④合并症：可并发葡萄膜炎、角膜炎、白内障、继发性青光眼。

2. 后巩膜炎 为发生于赤道后方巩膜的一种肉芽肿性炎症，

单眼发病为多。临床表现：①有程度不同的眼痛和压痛，头痛。②视力减退。③眼睑及球结膜水肿，眼球可轻度突出，有复视。④若合并葡萄膜炎，视力明显下降。

中医学认为本病属“火疳”、“白珠俱青”范畴。常因火毒稽留肺经，或寒邪侵凌，凝滞目络，或肺阴不足，阴虚燥热，灼伤目络而发病。

【经络辨证】“胆足少阳之脉，起于目锐眦”，足少阳胆经循行始于目外眦。病变在目，肝开窍于目，肝胆互为表里，应归属足少阳胆经病候。

【经上一针】测一侧足少阳胆经光明段实测经脉线，针光明（左右光明交替针刺），用泻法，针后通脉冲电，留针30min。

【辨证吸氧】留针同时用鼻塞法吸氧，3～5L/min。

九、视网膜中央动脉阻塞

视网膜中央动脉阻塞，是一只眼突然发生无痛性完全失明。有的病人在发病前有阵发性黑朦，患眼瞳孔直接光反射消失，间接光反射存在，视网膜混浊水肿，尤其是后极部，但在中心凹，可透见其深面的脉络膜桔红色反光，在周围灰白色水肿衬托下，形成樱桃红斑。视网膜动脉变细，少见视网膜出血。数周后，视网膜水肿消退，但视盘苍白，视网膜萎缩，血管变细呈白线状。

中医学认为本病属“暴盲”范畴。多由郁怒伤肝，肝火上逆，或风痰上扰，脉道瘀滞而致目络阻闭，失其荣养而致。

【经络辨证】“胆足少阳之脉，起于目锐眦”，足少阳胆经循行始于目锐眦。病变在目，肝开窍于目，肝胆互为表里，故应归属足少阳胆经病候。

【经上一针】测一侧足少阳胆经光明段实测经脉线，针光明（左右光明交替针刺），用泻法，针后通脉冲电，留针30min。

【辨证吸氧】留针同时用鼻塞法吸氧，3～5L/min。

十、视网膜中央静脉阻塞

视网膜中央静脉阻塞，起病急骤，病程漫长、可变，但具有自限性，视力多有明显下降。眼底的特征是各象限的视网膜静脉扩张、迂曲，视网膜内出血、水肿，视盘水肿，但出血和水肿的程度有很大变异。临床上分非缺血型和缺血型，两者在病程和预后上有很大不同，甚至可能认为是两种疾病。

中医学认为本病属“暴盲”范畴。多因肝气郁结，肝火上逆；或心火亢盛，迫血妄行；或脾气虚弱，血失统摄，溢于脉外而发病。

【经络辨证】“胆足少阳之脉，起于目锐眦”，足少阳胆经循行起于目锐眦。病变在目，肝开窍于目，肝胆互为表里，故应归属足少阳胆经病候。

【经上一针】测一侧足少阳胆经光明段实测经脉线，针光明（左右光明交替针刺），用泻法，针后通脉冲电，留针30min。

【辨证吸氧】留针同时用鼻塞法吸氧，3～5L/min。

【注意事项】应少吃辛热刺激之品。

十一、特发性视网膜血管炎

特发性视网膜血管炎。以往曾称为视网膜静脉周围炎，但不仅静脉受累，小动脉也常累及。病因不明，可能存在对结核菌素的过敏，多发生于20～40岁男性，以双眼周边部小血管闭塞、反复发生玻璃体积血和视网膜新生血管为主要特征。初起常无症状，少量玻璃体积血时，出现飞蚊症。广泛的血管闭塞，可引起视网膜缺血和新生血管形成，引发大量玻璃体积血，新生血管膜和牵拉性视网膜脱离，视力丧失。

中医学认为本病属“暴盲”、“云雾移睛”范畴。多因脾肺积热，或热入营血，或阴虚火炎，致迫血妄行，血溢脉外，遮蔽神光而发病。

【经络辨证】“胆足少阳之脉，起于目锐眦”，足少阳胆经循行起于目锐眦。病变在目，肝开窍于目，肝胆互为表里，应归属足少阳胆经病候。

【经上一针】测一侧足少阳胆经光明段实测经脉线，针光明（左右光明交替针刺），用泻法，针后通脉冲电，留针30min。

【辨证吸氧】留针同时用鼻塞法吸氧，3～5L/min。

【注意事项】饮食以少吃炙煿肥甘之品，忌烟酒。

十二、中心性浆液性脉络膜视网膜病变

中心性浆液性脉络膜视网膜病变，多见于20～45岁男性，通常表现为自限疾病。临床表现：①眼前有暗影，视物变形，如变小，变远；②视力下降，但常不低于0.5以下，可由凸透镜片部分矫正。③眼底可见黄斑有一圆形反光轮，中心凹暗红，光反射消失，可有灰白色视网膜下纤维蛋白沉着，在双目间接检眼镜下，黄斑呈圆顶状盘状脱离区。④荧光血管造影，在静脉区于喷射状或墨迹样，扩大为强荧光斑。

中医学认为本病属“视惑”、“视瞻昏渺”、“视瞻有色”范畴。多因房事失度，精血虚损，目失精养；或劳思竭视，暗耗心血，目失血荣，或痰湿蕴结，浊气上泛，蒙蔽清窍而发病。

【经络辨证】“胆足少阳之脉，起于目锐眦”，足少阳胆经循行始于目锐眦。病变在目，肝开窍于目，肝胆互为表里，故应归属足少阳胆经病候。

【经上一针】测一侧足少阳胆经光明段实测经脉线，针光明（左右光明交替针刺），用平补平泻法，针后通脉冲电，留针30min。

【辨证吸氧】留针同时用鼻塞法吸氧，3～5L/min。

十三、视 神 经 炎

视神经炎，泛指视神经的炎性脱髓鞘、感染、非特异性炎

症等疾病。因病变损害的部位不同而分为球内段的视乳头炎及球后段的球后视神经炎。视神经炎大多为单侧性，视乳头炎多见于儿童，球后视神经炎多见于青壮年。炎性脱髓鞘性视神经炎患者表现视力急剧下降，可在一两天内视力严重障碍，甚至无光感。通常在发病1～2周时视力损害最严重，其后视力逐渐恢复，多数患者1～3个月视力恢复正常。除视力下降外，还有表现色觉异常或仅有视野损害，可伴有闪光感、眼眶痛，特别是眼球转动时疼痛。部分患者病史中可有一过性麻木、无力、膀胱和直肠括约肌功能障碍以及平衡障碍等，提示存在多发性硬化的可能。儿童与成人的视神经炎有所不同，儿童视神经炎约半数为双眼患病，而成人双眼累及率明显低于儿童。儿童视神经炎发病急，但预后好，约70%的患者视力可恢复至1.0，50%～70%的视觉诱发电位检测恢复正常。感染性视神经炎和自身免疫性视神经炎的临床表现与脱髓鞘性视神经炎类似，但无明显的自然缓解和复发的病程，通常可随着原发病的治疗而好转。

中医学认为本病属“暴盲”范畴。多因五志过极，阴阳失调，气血乖乱，脉络闭塞，气血阻滞；或因心血暗耗，肝肾阴亏，目系失养所致。其发病与心、肝、肾三脏功能失调有关，病初因气郁痰火所致，故实证居多；后期多为热邪伤阴，故虚证居多。

【经络辨证】“胆足少阳之脉，起于目锐眦”，足少阳胆经循行始于目锐眦。病变在目，肝开窍于目，肝胆互为表里，故应归属足少阳胆经病候。

【经上一针】测一侧足少阳胆经光明段实测经脉线，针光明(左右光明交替针刺)。实证用泻法，虚证用补法。针后通脉冲电，留针30min。

【辨证吸氧】留针同时用鼻塞法吸氧，2～5L/min。

【注意事项】忌食刺激性食物，禁烟酒。

十四、视神经萎缩

视神经萎缩，指任何疾病引起视网膜节细胞及其轴突发生的病变，一般为发生于视网膜至外侧膝状体之间的神经节细胞轴突变性。眼底表现：①原发性：视盘色淡或苍白，边界清楚，视杯可见筛孔，视网膜血管一般正常；②继发性：视盘色灰白、晦黯，边界模糊不清，生理凹陷消失。视网膜动脉变细，血管伴有白鞘；后极部视网膜可残留硬性渗出或未吸收的出血。

中医学认为本病属“青盲”范畴。多由“暴盲”、“视瞻昏渺”、“视瞻有色”等证失治、误治而成。临床上主要分虚、实两种证型，虚证以肝肾不足，精血亏耗者居多，实证以肝气郁滞者为常见。

【经络辨证】“胆足少阳之脉，起于目锐眦”，足少阳胆经循行始于目锐眦。病变在目，肝开窍于目，肝胆互为表里，故应归属足少阳胆经病候。

【经上一针】测一侧足少阳胆经光明段实测经脉线，针光明（左右光明交替针刺）。实证用泻法，虚证用补法。针后通脉冲电，留针30min。

【辨证吸氧】留针同时用鼻塞法吸氧，3～5L/min。

第九节 耳鼻喉科疾病

一、嗅觉障碍

嗅觉障碍有三种：①嗅敏感度降低，称为嗅觉减退或嗅觉不灵，多可恢复。②对某个或某些嗅素的嗅觉丧失，或是对全部嗅素的嗅觉丧失，称为部分性或完全性嗅觉缺失或失嗅，多难恢复。③嗅觉异常：包括嗅觉过敏，嗅敏度提高；嗅觉倒错，甲嗅素被嗅为乙嗅素；错嗅，香气被认为恶臭；幻嗅，无嗅素存在而嗅出气味，多属神经官能症。

中医学认为本病属“不知香臭”、“不闻香臭”范畴。可由先天不足引起，也可因肺失宣肃，邪气留恋，壅塞鼻道引致。

【经络辨证】“从缺盆上颈，贯颊，入下齿中，还出挟口，交人中，左之右，右之左，上挟鼻孔”，病变在鼻，应属手阳明大肠经病候。

【经上一针】测一侧手阳明大肠经手三里段实测经脉线，针手三里（左右手三里交替针刺）。用平补平泻法，针后通脉冲电，留针30min。

【辨证吸氧】留针同时用面罩法吸氧，3～5L/min。

二、萎缩性鼻炎

萎缩性鼻炎，是一种以鼻黏膜萎缩或退行性病变为其病理特征的慢性炎症。发展缓慢，病程长，女性多见，体质瘦弱者较健壮者多见。

临床表现症状：①鼻塞：为鼻腔内脓痂阻塞所致。②鼻、咽干燥感：因鼻黏膜腺体萎缩，分泌减少或因鼻塞长期张口呼吸所致。③鼻出血：鼻黏膜萎缩变薄、干燥、或挖鼻和用力擤鼻致毛细血管破裂所致。④嗅觉丧失：嗅区黏膜萎缩所致。⑤恶臭：严重者呼气多有特殊腐烂臭味，故严重者又称“臭鼻症”。⑥头痛、头昏：多表现为前额、颞部或枕部头痛。

中医学认为本病属“鼻藁”、“鼻槁”范畴。其发病与肺、脾功能失调有关。肺脏虚损，肺津不能上输于鼻，鼻失濡养，易为邪毒所犯，滞留鼻窍，日久熏蒸所致。脾气虚弱，气血不足，肌膜失于濡养，或脾不化湿，湿热熏灼，肌膜渐渐干萎。

【经络辨证】“是主津液所生病者：……口干，鼽衄，喉痹”，属手阳明大肠经病候；“是主血所生病者：……鼽衄”，属足阳明胃经病候；“是主筋所生病者：……鼽衄”，属足太阳膀胱经病候。

【辨证归经】“从缺盆上颈，贯颊，入下齿中，还出挟口，交人中，左之右，右之左，上挟鼻孔”，病变在鼻，手阳明大肠经循行至鼻，故应归属手阳明大肠经病候。

【经上一针】测一侧手阳明大肠经手三里段实测经脉线，针手三里(左右手三里交替针刺)。用平补平泻法，针后通脉冲电，留针30min。

【辨证吸氧】留针同时用面罩法吸氧，2～5L/min。

三、急性鼻炎

急性鼻炎，是由病毒感染引起的鼻腔黏膜急性炎症性疾病。俗称“伤风”、“感冒”，有传染性，四季均可发病，但冬季更多见。潜伏期1～3天。初期表现鼻内干燥、灼热感或痒感和喷嚏，继而出现鼻塞、水样鼻涕、嗅觉减退和闭塞性鼻音。继续细菌感染后，鼻涕变为黏液性、黏脓样或脓样。全身症状因个体而异，轻重不一，亦可进行性加重。多数表现全身不适、倦怠、头痛和发热（37～38℃）等。小儿全身症状较成人重，多有高温(39℃以上)，甚至惊厥，常出现消化道症状，如呕吐、腹泻等。若无并发症，上述症状逐渐减轻乃至消失，病程约7～10天。

中医学认为本病属“伤风鼻塞”、“伤风”、“冒风”、“冒寒”、“小伤寒”、“感冒”范畴。由外感风寒或风热所致，多属实证。

【经络辨证】“是主津液所生病者：……鼽衄”，属手阳明大肠经病候；“是主血所生病者：……鼽衄”，属足阳明胃经病候；“是主筋所生病者：……鼽衄”，属足太阳膀胱经病候。

【辨证归经】“从缺盆上颈，贯颊，入下齿中，还出挟口，交人中，左之右，右之左，上挟鼻孔”，病变在鼻，手阳明大肠经循行至鼻，故应归属手阳明大肠经病候。

【经上一针】测一侧手阳明大肠经手三里段实测经脉线，针手三里（左右手三里交替进行针刺）。用泻法，针后通脉冲电，留针30min。

【辨证吸氧】留针同时用面罩法吸氧，2～5L/min。

四、慢性鼻炎

慢性鼻炎，是鼻腔黏膜和黏膜下层的慢性炎症性疾病。临床表现以鼻腔黏膜肿胀、分泌物增多、无明显致病微生物感染，病程持续数月以上或反复发作为特征。慢性鼻炎可分为两种类型：

1. 慢性单纯性鼻炎　症状特点鼻塞是间隙性，白天、夏季、劳动或运动时减轻，夜间、静坐、寒冷时加重；交替性，变换侧卧方位时，两侧鼻腔阻塞随之交替。居下位的鼻腔阻塞，居上位者则通气。多涕的特点，一般为黏液涕，继发感染时可有脓涕。有时可有头痛、头昏、咽干、咽痛。闭塞性鼻音，嗅觉减退，耳鸣和耳闭塞感不明显。

2. 慢性肥厚性鼻炎　单侧或双侧持续性鼻塞，无交替性。鼻涕不多，黏液性或黏脓性，不易擤出。有闭塞性鼻音，耳鸣和耳闭塞感以及有头痛、头昏、咽干、咽痛。少数病人可能有嗅觉减退。

中医学认为本病属“鼻窒”范畴。多由肺气虚弱，邪滞鼻窍或邪毒久留，气滞血瘀所致。

【经络辨证】“是主津液所生病者：……口干、鼽衄、喉痹”，属手阳明大肠经病候；“是主血所生病者：……鼽衄……喉痹”，属足阳明胃经病候；“是主筋所生病者：……鼽衄”，属足太阳膀胱经病候；“是主肾所生病者：……嗌干及痛”，属足少阴肾经病候；“是动则病：……嗌肿，喉痹”，属手少阳三焦经病候。

【辨证归经】“从缺盆上颈，贯颊，入下齿中还出挟口，交人中，左之右，右之左，上挟鼻孔”，病变在鼻，手阳明大肠经循行至鼻，故应归属手阳明大肠经病候。

【经上一针】测一侧手阳明大肠经手三里段实测经脉线，针手三里（左右手三里交替针刺）。用平补平泻法，针后通脉冲电，留针30min。

【辨证吸氧】 留针同时用面罩法吸氧，2～5L/min。

五、过敏性鼻炎

过敏性鼻炎，是一种由IgE介导的，针对环境过敏的鼻黏膜炎症反应；临床上主要表现为流涕、鼻塞、鼻痒、喷嚏等。过敏性鼻炎是一个全球性健康问题，其全球发病率达10%～25%。

中医学认为本病属“鼻鼽”范畴。由肺气虚，寒邪侵袭所致，发病与肺、脾、肾功能失调有关。

【经络辨证】“是主津液所生病者：……鼽衄”，是手阳明大肠经病候；“是主血所生病者：……鼽衄”，属足阳明胃经病候；“是主筋所生病者：……泪出，鼽衄”，属足太阳膀胱经病候。

【辨证归经】 三条经脉以手阳明大肠经循行“其支者：从缺盆上颈，贯颊，入下齿中，还出挟口，交人中，左之右，右之左，上挟鼻孔”直接通达于鼻部。当以手阳明大肠经为主。

【经上一针】 测一侧手阳明大肠经手三里段实测经脉线，针手三里（左右交替进行针刺）。用平补平泻手法，针后通脉冲电，留针30min。

【辨证吸氧】 留针同时用面罩法吸氧，3～5L/min。

六、鼻　出　血

鼻出血，可单纯由鼻腔、鼻窦疾病引起，也可由某些全身性疾病所致，而以前者为所见。可单侧出血，亦可双侧出血。可表现为间歇性反复出血，亦可呈持续性出血。出血量多少不一，轻者仅鼻涕带血或倒吸血涕，重者可达数百毫升以上。一次大量出血可致休克，反复多次少量出血则可导致贫血，大多数出血可自止或将鼻掐紧后停止。出血部位多在鼻中隔前下方的易出血区（即利特尔动脉丛或克氏静脉丛），儿童、青少年的鼻出血多数或几乎全部发生在该部位，中老年的鼻出血则发生在鼻腔后段，鼻腔后段的鼻出血多较凶猛，不易止血。

中医学称鼻腔少量出血为“鼻衄”，大量出血为“鼻洪”，妇女经期经常性鼻出血为“倒经”。由肺经蕴热、胃火炽盛或阴虚火旺所致。

【经络辨证】“是主津液所生病者：……鼽衄”，鼻衄属手阳明大肠经病候；“是主血所生病者：……鼽衄”，属足阳明胃经病候。

【辨证归经】鼻衄属手阳明大肠经病候；鼻洪与倒经属脾经，脾经与胃经互为表里。

【经上一针】鼻衄测一侧手阳明大肠经手三里段实测经脉线，针手三里（左右手三里交替针刺）；鼻洪与倒经测足太阴脾经血海段实测经脉线，针血海（左右血海交替针刺）。均用泻法，针后通脉冲电，留针30min。

【辨证吸氧】留针同时用面罩法吸氧，3～5L/min。

【注意事项】患者取坐位或半卧位，疑有休克者，应取平卧低头位。嘱病人尽量勿将血液咽下，以免刺激胃部引起呕吐。

七、慢性鼻窦炎

慢性鼻窦炎，多因急性鼻窦炎反复发作未彻底治愈而迁延所致，可单侧发病或单窦发病，但双侧发病或多窦发病极常见。临床表现症状如下：

1. 流脓涕　涕多，黏脓性或脓性。前组鼻窦炎者，鼻涕易以前鼻孔擤出；后组鼻窦炎者，鼻涕多经后鼻孔流入咽部。牙源上额窦炎的鼻涕常有腐臭味。

2. 鼻塞　由于鼻黏膜肿胀、鼻甲黏膜息肉样变、息肉形成、鼻内分泌物较多或稠厚所致。

3. 头痛　①伴随鼻塞、流脓涕和嗅减退等症状。②多有时间性或固定部位，多为白天重，夜间轻，且常为一侧，若为双侧者必有一侧较重。前组鼻窦炎者多在前额部痛，后组鼻窦炎者多在枕部痛。③咳嗽、低头位或用力时头痛加重。吸烟饮酒和情绪激动时头痛亦加重。

4. 嗅觉减退或消失。

5. 视功能障碍　是本病的并发症之一，主要表现为视力减退或失明。

中医学认为本病属“鼻渊”、“脑漏”、“脑渗”范畴。常由风寒化热，肝胆热盛所致。

【经络辨证】“是主津液所生病者：……鼽衄”属手阳明大肠经病候。

【经上一针】测一侧手阳明大肠经手三里段实测经脉线，针手三里（左右手三里交替针刺），用平补平泻法，针后通脉冲电，留针30min。

【辨证吸氧】留针同时用面罩法吸氧，3～5L/min。

【注意事项】忌烟酒。

八、分泌性中耳炎

分泌性中耳炎，是以传导性耳聋及鼓室积液为主要特征的中耳非化脓性炎性疾病。中耳积液可为浆液性分泌液或渗出液，亦可为黏液。本病以往还称其为非化脓性中耳炎、渗出性中耳炎、卡他性中耳炎、浆液性中耳炎、浆液－黏液性中耳炎，中耳积液，胶耳等。本病可分为急性和慢性两种，急性分泌性中耳炎病程延续6～8周，中耳炎症未愈者就可称为慢性分泌性中耳炎；慢性分泌性中耳炎亦可缓慢起病或由急性分泌性中耳炎反复发作，迁延转化而来。临床表现：

1. 听力减退　听力下降，自听增强。头位前倾或偏向健侧时，因积液离开蜗窗，听力可暂时改善（变位性听力改善）。积液黏稠时，听力可不因头位变动而改变。如一耳患病，另耳听力正常，可长期不被察觉。

2. 耳痛　急性者可有隐性耳痛，可为持续性，亦可为抽痛，慢性者痛不明显。耳内闭塞或闷胀感，按耳屏后可暂时减轻。

3. 耳鸣 多为低调间歇性，如“噼啪”声，嗡嗡声及流水声等。当头部运动或打呵欠，擤鼻时，耳内可出现气过水声。

4. 患耳周围皮肤有发“木”感，心理上有烦闷感。

中医学认为本病属“耳胀”、“耳闭”范畴。耳胀多因外感风热，循脉入耳，耳窍经气闭塞，或营液外渗，积聚于耳所致；耳闭则因耳胀失治或反复发作，以致邪毒滞留，气血瘀塞窍络而成。皆以实证为多见。

【经络辨证】“是动则病：耳聋，浑浑焞焞”，属手少阳三焦经病候。

【经上一针】测一侧手少阳三焦经外关段实测经脉线，针外关（左右外关交替针刺），用泻法，针后通脉冲电，留针30min。

【辨证吸氧】留针同时用鼻塞法吸氧，2～5L/min。

九、急性化脓性中耳炎

急性化脓性中耳炎，是中耳黏膜的急性化脓性炎症。好发于儿童，冬春季多见，常继发于上呼吸道感染。临床表现：①耳痛：多数病人鼓膜穿孔前疼痛剧烈、夜不成眠，鼓膜穿孔流脓后耳痛减轻。②听力减退及耳鸣：病程初期病人常有明显耳闷、低调耳鸣和听力减退，后期鼓膜穿孔后耳聋反而可能减轻，可伴眩晕。③流脓：鼓膜穿孔后耳内有液体流出，初为血水脓样，以后变为脓性分泌物。④全身症状：轻重不一，可有畏寒、发热、倦怠、纳差。小儿全身症状较重，常伴呕吐、腹泻等类似消化道中毒的症状。一旦鼓膜穿孔，体温很快恢复正常，全身症状明显减轻。

中医学认为本病属“脓耳”、“囊耳”、“缠耳”、“耳疳”、“聤耳”范畴。多因风热毒邪侵袭，随脉入耳，或肝胆素有郁热，复因风热邪毒引动，循经上蒸，内外热毒结聚耳窍，与气血相搏结，化腐成脓，发为脓耳，其证属实。

【经络辨证】“是动则病：耳聋，浑浑焞焞”，属手少阳三焦经病候。

【经上一针】测一侧手少阳三焦经外关段实测经脉线，针外关（左右外关交替针刺），用泻法，针后通脉冲电，留针30min。

【辨证吸氧】留针同时用鼻塞法吸氧，2～5L/min。

【注意事项】鼓膜穿孔未愈合者，不宜游泳。

十、慢性化脓性中耳炎

急性化脓性中耳炎病程超过6～8周时，病变侵及中耳黏膜、骨膜或深达骨质，造成不可逆损伤，常合并存在慢性乳突炎，称为慢性化脓性中耳炎。另外，上鼓室胆脂瘤起病即表现为慢性侵袭过程，提示病因不同。根据病理及临床表现，将本病分为3型：单纯型、骨疡型、胆脂瘤型，各型间一般无阶段性联系，骨疡型和胆脂瘤型可合并存在。慢性化脓性中耳炎是耳科常见病之一，反复耳流脓，鼓膜穿孔及听力下降为主要临床特点，严重者可引起颅内、外并发症。

中医学认为本病属“脓耳”、“聤耳”、“囊耳”、“缠耳”、“耳疳”范畴。多因脾胃受损，或肾元亏虚，耳失所养，邪毒逗留，致急性脓耳迁延难愈而成，其证属虚。

【经络辨证】“是动则病，耳聋，浑浑焞焞”，属手少阳三焦病候。

【经上一针】测一侧手少阳三焦经外关段实测经脉线，针外关（左右外关交替针刺），用补法，针后通脉冲电，留针30min。

【辨证吸氧】留针同时用鼻塞法吸氧，2～5L/min。

【注意事项】鼓膜穿孔未愈合者，不宜游泳。禁忌豆制品、雄鸡、鲤鱼、竹笋、猪头肉、鱼头肉。

十一、梅尼埃病

梅尼埃病，是以膜迷路积水为基本病理基础，以发作性眩晕、耳聋、耳鸣和耳胀满感为临床特征的特发性内耳疾病。首次发病以30～50岁居多，单耳患病者约占85%，累及双侧者常在3年内先后患病。临床表现如下：

1. 眩晕　多为无先兆突发旋转性眩晕，少数患者发作前可有轻微耳胀满感、耳痒、耳鸣等，患者常感自身或周围物体沿一定方向与平面旋转，或为摇晃浮沉感。持续数十分钟至数小时，长者可达数日甚至数周。眩晕常同时伴恶心、呕吐、出冷热汗、面色苍白及血压下降。不伴头痛，无意识障碍。因转头或睁眼可使眩晕加重，患者多闭目静卧。发作间歇期可为数日、数周、数月、数年、有的患者发作间歇期可长达十余年或数十年，甚至终生只发作一次。

2. 耳鸣　间歇性持续性，多与眩晕同时出现。发作过后，耳鸣逐渐减轻或消失，多次发作可使耳鸣转为永久性，并于眩晕时加重。

3. 耳聋　初次眩晕发作即可伴有单侧或双侧耳聋，发作间歇期听力常能部分或完全自然恢复。随发作次数增多，听力损失逐渐加重，并可转化为不可逆的永久性感音神经性聋。

中医学认为本病属“眩晕”范畴。多因恼怒忧思，嗜食肥甘，劳欲过度等，致肝脾肾三脏受损，风阳、痰火上扰清窍；或阴精气血不足，清窍失养而致。

【经络辨证】“少阴厥逆：虚满呕变，下泄清”，属足少阴肾经病候。

【经上一针】测一侧足少阴肾经复溜段实测经脉线，针复溜（左右复溜交替针刺），用补法，针后通脉冲电，留针30min。

【辨证吸氧】留针同时用鼻塞法吸氧，3～5L/min。

【注意事项】症状缓解后宜逐渐下床活动，避免长期卧床。

十二、急性咽炎

急性咽炎，是咽黏膜、黏膜下组织的急性炎症，多累及咽部淋巴组织。此病可单独发生，亦可继发于急性鼻炎或急性扁桃体炎。本病常见于秋、冬及冬、春季之交。一般起病较急，先有咽部干燥，灼热、粗糙感，继而明显咽痛，吞咽时尤重，咽侧索受累时疼痛可放射至耳部。全身症状一般较轻，但因年龄、免疫力以及病毒、细菌毒力不同而程度不一，可有发热、头痛、食欲不振和四肢酸痛等。若无并发症，一般1周内可愈。

中医学认为本病属“风热、喉痹”范畴。多由于风热邪毒侵袭咽喉，内伤于肺引致，以肺经郁热为主。

【经络辨证】“是主血所生病者：……喉痹”，属足阳明胃经病候。

【经上一针】测一侧足阳明胃经足三里段实测经脉线，针足三里（左右足三里交替针刺），用泻法，针后通脉冲电，留针30min。

【辨证吸氧】留针同时用鼻塞法吸氧，3～5L/min。

十三、慢性咽炎

慢性咽炎，为咽部黏膜、黏膜下及淋巴组织的弥漫性炎症，常为上呼吸道慢性炎症的一部分，多见于成人。病程长，症状顽固，较难治愈。依据病理可分为三类：慢性单纯性咽炎，慢性肥厚性咽炎，萎缩性咽炎与干燥性咽炎。临床表现：一般无明显全身症状，咽部异物感、痒感、灼热感、干燥感或微痛感。常有黏稠性分泌物附着于咽后壁，使病人晨起时出现频繁的刺激性咳嗽，伴恶心。无痰或仅有颗粒状藕粉样分泌物咳出，萎缩性咽炎病人有时可咳出带臭味的痂皮。

中医学认为本病属“虚火喉痹”、“珠帘喉痹”范畴。多因肺、肾阴虚，虚火上亢，灼伤阴津，使咽喉失于濡养而致。

【经络辨证】“是主血所生病者：……喉痹”，属足阳明胃经病候。

【经上一针】测一侧足阳明胃经足三里段实测经脉线，针足三里（左右足三里交替针刺），用平补平泻手法，针后通脉冲电，留针30min。

【辨证吸氧】 留针同时用鼻塞法吸氧，3～5L/min。

十四、急性扁桃体炎

急性扁桃体炎，为腭扁桃体的急性非特异性炎症，常伴有不同程度的咽黏膜和淋巴组织炎症，是一种很常见的咽部疾病。多发生于儿童及青年，春秋两季气温变化时最易发病。乙型溶血性链球菌为本病的主要致病菌。一般可分为三型：急性卡他性扁桃体炎和急性化脓性扁桃体炎，急性滤泡性扁桃体炎、急性隐窝性扁桃体炎。三型扁桃体炎的症状相似。①全身症状：多见于急性化脓性扁桃体炎。起病急、可有畏寒、高热、头痛、食欲下降、乏力，全身不适、便秘等。小儿可因高热而引起抽搐、呕吐及昏睡。②局部症状：剧烈咽痛为其主要症状。

中医学认为本病属“乳蛾”、“喉痹”、“喉蛾”、“烂乳蛾”、“蛾喉风”范畴。多由平时肺经有热，又外感风热，热邪熏灼肺系，搏结于喉核所致；或平素过食辛辣炙煿，脾胃蕴热，热毒上攻，上壅于喉间而成。

【经络辨证】“手阳明少阳厥逆，发喉痹，嗌肿”，属手阳明大肠经病候。

【辨证归经】 手太阴肺经与手阳明大肠经互为表里，故可取手太阴肺经病候。

【经上一针】 测一侧手太阴肺经少商段实测经脉线，针少商（左右少商交替针刺）。速刺放血3滴，一日3次。

【注意事项】 本病具有传染性，病人应适当隔离。

十五、急性喉炎

急性喉炎，是喉黏膜的急性卡他性炎症，好发于冬春季节。急性喉炎常发生于感冒之后，故有鼻塞、流涕、咽痛等症状，并可有畏寒、发热、乏力等全身症状。局部症状：①声嘶：声音嘶哑是急性喉炎的主要症状，开始时声音粗糙低沉，以后变为沙哑，严重者完全失声。②咳嗽、咳痰。③喉痛。

中医学认为本病属“急喉喑”、“暴喑”、“急喉风”范畴。多因风热邪毒，侵犯咽喉，内伤肺胃，引动肺胃积热循经上升，风火热毒蕴结于喉，以致气血郁滞，经脉阻塞而发病。也可因风寒外袭，肺气为之壅遏，气机不利，寒邪凝聚于喉，以致喉部气血滞留，脉络阻滞，声户开合不利而引致。

【经络辨证】“是主血所生病者：……鼽衄，……喉痹”，属足阳明胃经病候。

【经上一针】测一侧足阳明胃经足三里段实测经脉线，针足三里（左右足三里交替针刺），用泻法，针后通脉冲电，留针30min。

【辨证吸氧】留针同时用鼻塞法吸氧，3～5L/min。

十六、慢性喉炎

慢性喉炎，是指喉部慢性非特异性炎症，临床上将其分为慢性单纯性喉炎、肥厚性喉炎和萎缩性喉炎。临床表现：①声嘶是慢性喉炎的主要症状，声嘶程度可轻重不等。有些患者晨起时发声尚正常，但讲话多了后就出现声嘶，另有一些患者晨起时声嘶较重，讲一段时间话后或喉部分泌物咳出后声嘶减轻。大多数患者禁声一段时间后声嘶缓解，但讲话多了声嘶又加重。②喉部不适，干燥感，有的患者讲话多了还有喉痛。③有的患者喉部分泌物增加，形成黏痰，讲话时感费力，须咳出后讲话才感轻松。

中医学认为本病属“慢喉风”、“喉痹失音”、“久喑”、“声喑”、“喑哑”范畴。多因素体虚弱加之劳累过度，或因久病而致肺肾两亏，肺金清肃不行，肾阴无以上承，阴虚则生内热，虚火上炎于喉咙而发病。另外过度发声，耗气伤阴亦可致本病。若损及喉咙脉络，而致气滞血瘀痰凝，结于喉间，则发为小结。

【经络辨证】“是主血所生病者：……喉痹”，属足阳明胃经病候。

【经上一针】测一侧足阳明胃经足三里段实测经脉线，针足三里（左右足三里交替针刺），用平补平泻手法，针后通脉冲电，留针30min。

【辨证吸氧】留针同时用鼻塞法吸氧，3～5L/min。

第十节　口腔科疾病

一、鹅　口　疮

鹅口疮又称雪口病，为白色念球菌感染在黏膜表面形成白色斑膜的疾病。多见于新生儿和婴幼儿，营养不良、腹泻、长期使用广谱抗生素的患儿常有此病。新生儿多由产道感染或哺乳时乳头不洁及污染的乳具感染。可见口腔黏膜表面覆盖白色乳凝块样小点或小片状物，可逐渐融合成大片，不易擦去，周围无炎症反应，强行剥离后局部黏膜潮红、粗糙、可有溢血，不痛，不流涎，一般不影响吃奶，无全身症状；重症则整个口腔均被白色斑膜覆盖，甚至可蔓延到咽、喉头、食管、气管、肺等处而危及生命。重症患儿可伴低热、拒食、吞咽困难。

中医学认为本病多由外邪侵袭，饮食不节，脾胃受损，湿热蕴积，循经上蒸而发病；或因情志失调，久郁化火，劳倦内伤，阴虚火旺，熏灼口腔而为病。

【经络辨证】“是主津液所生病者：……口干……喉痹”，属手阳明大肠经病候。

【经上一针】测一侧手阳明大肠经手三里段实测经脉线，针手三里（左右手三里交替针刺），针后通脉冲电，留针20～30min。

【辨证吸氧】留针同时用鼻塞法吸氧，2～3L/min。

【注意事项】饮食宜清淡，避免食辛辣食品，宜流质或半流质饮食。

二、复发性阿弗他溃疡

复发性阿弗他溃疡，又称复发性口腔溃疡，复发性口疮、复发性阿弗他口炎等。因具有明显的灼痛，故冠之以希腊文“阿弗他”－灼痛。临床表现：根据溃疡大小、深浅及数目不同分为轻型、重型和疱疹样溃疡。

1. 轻型阿弗他溃疡　最常见，约占复发性阿弗他溃疡的80%。每次1～5个溃疡孤立存在，一般直径2～4mm，圆或椭圆形，边界清晰。好发于角化程度较差的区域，如唇、颊黏膜。溃疡中央凹陷，基底软，外周有约1mm的充血红晕带，表面覆有浅黄色假膜，灼痛感明显。轻型阿弗他溃疡复发一般分为发作期、愈合期和间歇期。发作期又细分为前驱期和溃疡期。前驱期有黏膜局部不适，触痛或灼痛感；约24小时后出现白色或红色丘疹状小点；约2～3天后上皮破损，进入溃疡期；再经4～5天后红晕消失，溃疡愈合，不留瘢痕。整个发作期一般持续1～2周，且有不治自愈的自限性，间歇期长短不一，因人而异，直至此起彼伏、连绵不断。

2. 重型阿弗他溃疡　又称复发性坏死性黏液腺周围炎、腺周口疮。溃疡大而深，“似弹坑”，直径可达10～30mm左右，深及黏膜下层直至肌层。周边红肿隆起，基底较硬，但边缘整齐清晰。溃疡常单个发生，或周围有数个小溃疡。初始好发于口角，其后有向口腔后部移行趋势，如咽旁、软腭、腭垂等。发作可长达月余甚至数月，也有自限性。溃疡疼痛较重，愈合可留瘢痕，甚至造成舌尖、腭垂缺损。

3. 疱疹样阿弗他溃疡　又称阿弗他口炎。溃疡小而多，散在分布于黏膜任何部位，直径小于2mm。邻近溃疡可融合成片，黏膜充血发红，疼痛较重。唾液分泌增加，可伴头痛、低热、全身不适，局部淋巴结肿大等症状，发作后不留瘢痕。

中医学认为本病属“口疮”、“口疡”、“口疳”、“口破”范畴。多由饮食不节，酒食肥甘，劳倦过度，七情刺激等致使心脾积热或阴虚火旺，上熏于口舌而发病。亦有因外感邪毒或阴虚体弱，过食寒凉而发病者。

【经络辨证】“是主血所生病者：……唇胗”，属足阳明胃经病候。

【经上一针】测一侧足阳明胃经足三里段实测经脉线，针足三里（左右足三里交替针刺），针后通脉冲电，留针30min。

【辨证吸氧】留针同时用鼻塞法吸氧，3～5L/min。

【注意事项】避免刺激性食物及粗硬食品，宜半流或流质饮食，忌烟酒。

三、成人牙周炎

成人牙周炎，又名慢性成人牙周炎，约占牙周炎的95%，由长期存在的慢性牙龈炎向深部牙周组织扩展而引起。一般侵犯全口多数牙，少数患者仅发生于一组牙（如前牙）或个别牙。本病可开始于青年时期，活动期与静止期交替进行，病程长达十余年甚至数十年。牙面常有大量牙石、菌斑。牙龈呈现不同程度的慢性炎症，颜色暗红或鲜红，质地松软，点彩消失，牙龈水肿，边缘圆钝。探诊袋内壁有出血、溢脓。早期有牙周袋和牙槽骨吸收，但因病程较轻，牙尚不松动。晚期深牙周袋形成后，牙松动，咀嚼无力或疼痛，甚至发生急性牙周脓肿。

中医学认为本病属“牙痛”、“牙痈”、“牙蜞风”、“牙疳”、“牙宣”范畴。多由风热邪毒侵袭，引动脾胃积热循经上冲，风热与胃火交蒸于齿龈，腐肉成脓。其发病与脾、胃、肾三脏腑功能失调有关。

【经络辨证】“是动则病：齿痛”，属手阳明大肠经病候。

【经上一针】测一侧手阳明大肠经手三里段实测经脉线，针手三里（左右手三里交替针刺），用泻法，针后通脉冲电，留针

30min。

【注意事项】忌海物鱼类及刺激性食物。

四、颞下颌关节紊乱病

颞下颌关节紊乱病，好发于20～30岁的青壮年，女性多见。颞下颌关节紊乱病是由精神因素、社会心理因素、外伤、微小创伤、殆因素、免疫等多因素导致的颞下颌关节及咀嚼肌群出现功能、结构与器质性改变的一组疾病总称。颞下颌关节紊乱病分为咀嚼肌紊乱疾病、结构紊乱疾病、炎症疾病和骨关节病。

1. 咀嚼肌紊乱疾病　包括肌筋膜疼痛、肌炎、肌痉挛、不能分类的局部肌痛以及肌纤维变性挛缩等，以肌筋膜疼痛为多见。肌筋膜疼痛又称肌筋膜疼痛功能紊乱综合征，是指原发性咀嚼肌疼痛，以面部肌膜扳机点疼痛为主要特征，并有肌压痛、颞下颌关节运动受限等症状。可伴有耳鸣、眩晕、牙痛、头痛等症状。

2. 结构紊乱疾病　又称关节内紊乱，主要指颞下颌关节盘移位。颞下颌关节盘移位是关节盘与关节窝、关节结节以及髁突的相对位置发生改变，并影响下颌运动功能。颞下颌关节盘移位包括前移位、前内移位、前外移位、外侧移位、内侧移位以及后移位。结构紊乱疾病还包括关节盘附着松弛或撕脱，关节囊扩张以及颞下颌关节半脱位等。临床上常见的是可复性盘前移位和不可复性盘前移位。

3. 炎性疾病　是指颞下颌关节滑膜以及关节囊出现炎症反应，主要包括急、慢性滑膜炎、关节囊炎，通常伴有颞下颌关节盘移位、骨关节病以及关节炎，也可单独出现滑膜炎。关节囊炎与滑膜炎常同时出现，症状相似。

4. 骨关节病　是指颞下颌关节组织发生磨损与变性，并在关节表面形成新骨的非炎症性病变。有原发性骨关节病和继发性骨关节病2种类型。

中医学认为本病属“颌痛”、“牙关脱臼”范畴。多由肝肾虚弱，气血不足，致使经筋失养，关节不利；或因咀嚼硬物，过力伤筋，又感受风寒湿邪，经气凝滞而成。

【经络辨证】“出大迎，循颊车，上耳前，过客主人，循发际，至额颅”，足阳明胃经循行经过颞下颌关节，病变在颞下颌关节，故当归属足阳明胃经病候。

【经上一针】测一侧足阳明胃经足三里段实测经脉线，针足三里（左右足三里交替针刺）。用泻法，针后通脉冲电，留针30min。

【辨证吸氧】留针同时用鼻塞法吸氧，3～5L/min。

【注意事项】避免寒冷食物刺激及咀嚼硬物，忌烟酒。

第十一节 皮肤科疾病

一、带状疱疹

带状疱疹，由水痘－带状疱疹病毒引起，以沿单侧周围神经分布的簇集性小水泡为特征，常伴有明显的神经痛。本病好发于成人，春秋季节多见。发疹前可有轻度乏力、低热、纳差等全身症状，患处皮肤自觉灼热感或神经痛，持续1～3天，亦可无前驱症状即发疹。好发部位依次为肋间神经、颈神经、三叉神经和腰骶神经支配区域。患处常首先出现红斑，很快出现粟米至黄豆大小丘疹，簇状分布而不融合，继之迅速变为水泡，泡壁紧张发亮，泡液澄清，外周绕以红晕，各簇水泡群间皮肤正常；皮损沿某一神经呈带状排列，多发生在身体的一侧，一般不超过正中线。神经痛为本病特征之一，可在发病前或伴随皮损出现，老年患者常较剧烈。病程一般2～3周，老年人为3～4周，水泡干涸、结痂脱落后留有暂时性淡红斑或色素沉着。特殊表现可有眼带状疱疹和耳带状疱疹等。

中医学认为本病属“蛇丹”、“缠腰龙”、“缠腰火丹”、“蛇串疮”范畴。多由肝经郁火和脾经湿热内蕴，复感风热时邪，致肝火、湿热熏灼肌肤和脉络而发病，故每多实证、热证。

【经络辨证】“入缺盆，布膻中，散络心包，下膈，遍属三焦，……其支者：从耳后入耳中，出走耳前”，病变在胸部及耳部者，属手少阳三焦经病候；“胃足阳明之脉：起于鼻之交頞中，旁纳太阳之脉，下循鼻外，入上齿中，还出挟口，环唇，下交承浆，却循颐后下廉，出大迎，循颊车，上耳前，过客主人，循发际，至额颅。其支者：从大迎前下人迎，循喉咙，入缺盆”，病变在面部及颈部者，属足阳明胃经病候；“还出别下项，循肩髆内，挟脊抵腰中，入循膂”，病变在腰部者属足太阳膀胱经病候；“胆足少阳之脉，起于目锐眦，上抵头角”，病变在眼部者，属足少阳胆经病候。

【经上一针】病变在胸部及耳部者，测一侧手少阳三焦外关段实测经脉线，针外关（左右外关交替针刺）；病变在面部及颈部者，测一侧足阳明胃经足三里段实测经脉线，针足三里（左右足三里交替针刺）；病变在腰骶部者，测一侧足太阳膀胱经委中段实测经脉线，针委中（左右委中交替针刺）；病变在眼部者，测一侧足少阳胆经光明段实测经脉线，针光明（左右光明交替针刺）。用泻法，针后通脉冲电，留针30min。每日针2～3次。

【辨证吸氧】留针同时用鼻塞法吸氧，3～5L/min。

【注意事项】忌食辛辣肥甘厚味。

二、湿　　疹

湿疹，是由多种内、外因素引起的真皮浅层及表皮炎症。急性期皮损以疱疹为主，有渗出倾向，慢性期以苔藓样变为主，易反复发作。

1. 急性湿疹　好发于面、耳、手、足、前臂、小腿外露部位，严重可弥漫全身，常对称分布。皮损多形成，常表现为红斑基础上的针头至粟粒大小丘疹、丘疱疹，严重时可出现小水泡，常融合成片，境界不清，皮损周边丘疱疹逐渐稀疏，常因搔抓形成点状糜烂面，有明显浆液渗出。自觉瘙痒剧烈，搔抓、热水洗烫可加重皮损。如继发感染则形成脓疱、脓液、脓痂、淋巴结肿大，甚至出现发热等全身症状；如合并单纯疱疹病毒感染，可形成严重的疱疹性湿疹。

2. 亚急性湿疹　因急性湿疹炎症减轻或不适当处理后病程较久发展而来。表现为红肿及渗出减轻，但仍可有丘疹及少量丘疱疹，皮损呈暗红色，可有少许鳞屑及轻度浸润；仍自感觉有剧烈瘙痒。

3. 慢性湿疹　由急性湿疹及亚急性湿疹迁延而来，也可由刺激轻微、持续而一开始就表现为慢性化。好发于手、足、小腿、肘窝、股部、乳房、外阴、肛门等处，多对称发病。表现为患部皮肤浸润性黯红斑上有丘疹、抓痕及鳞屑，局部皮肤肥厚，表面粗糙，有不同程度的苔藓样变、色素沉着或色素减退。自觉明显瘙痒，常呈阵发性。病情时轻时重，迁延续数月或更久。

中医学认为本病属“湿疹”、“湿毒疮”、“旋耳疮”、“瘑疮”、“四弯风”、“乳头风”、“肾囊风”范畴。多因饮食不节，过食辛辣肥甘，使湿热内蕴，或素体脾虚湿困，又外受风湿热邪，邪郁腠理，浸淫肌肤而致；或因年老久病，血虚风燥，肌肤失养而成。

【经络辨证】“三焦胀者，气满于皮肤中，轻轻然而不坚”，属手少阳三焦病候。

【经上一针】测一侧手少阳三焦外关段实测经脉线，针外关(左右外关交替针刺)。用泻法，针后通脉冲电，留针30min。

【辨证吸氧】留针同时用鼻塞法吸氧，3～5L/min。

【注意事项】忌食辛辣，腥膻等刺激性食物。

三、荨　麻　疹

荨麻疹，俗称“风疹块”，是由于皮肤、黏膜小血管反应性扩张及渗透性增加而产生的一种局限性水肿反应。根据病程可分为急性和慢性荨麻疹。

1. 急性荨麻疹　起病常较急，患者常突然自觉皮肤瘙痒，很快于瘙痒部位出现大小不等的红色风团，呈圆形、椭圆形或不规则形，开始孤立或散在，逐渐扩大并融合成片，微血管内血清渗出急剧时，压迫管壁，风团可呈苍白色，皮肤凹凸不平，呈桔皮样。数小时内水肿减轻，风团变为红斑并逐渐消失，持续时间一般不超过24小时，但新风团此起彼伏，不断发生。病情严重者可伴有心慌、烦躁、恶心、呕吐甚至血压降低等过敏性休克样症状，胃肠道黏膜受累时可出现恶心、呕吐、腹痛和腹泻等，累及喉头、支气管时，出现呼吸困难甚至窒息，感染引起者可出现寒战、高热、脉速等全身中毒症状。

2. 慢性荨麻疹　皮损反复发作超过6周以上者称为慢性荨麻疹。全身症状一般较急性者轻，风团时多时少，反复发生，常达数月或数年之久，偶可急性发作，表现类似急性荨麻疹；部分患者皮损发作时间有一定规律性。

3. 特殊类型荨麻疹　有①皮肤划痕症；②寒冷性荨麻疹；③胆碱能性荨麻疹；④日光性荨麻疹；⑤压力样荨麻疹。

中医学认为本病属“隐疹”范畴。因过食辛辣，积湿生热，外发腠理；或因表卫不固，感受风寒或风热，邪入腠理，不得宣泄；或由于冲任不调，营卫失和，肌肤失养；或因病久肌肤失养，血虚生风；或因禀性对某些事务或药物不能耐受，而致肠胃失和，蕴湿生热，外发腠理。

【经络辨证】“是主脉所生病者：烦心”，属手厥阴心包经病候。

【经上一针】测一侧手厥阴心包经内关段实测经脉线，针内关（左右内关交替针刺）。用泻法，针后通脉冲电，留针30min。

【辨证吸氧】留针同时用鼻塞法吸氧，3～5L/min。

【注意事项】忌食鱼腥虾蟹等海味及辛辣刺激性食物，忌饮酒类及咖啡。

四、瘙　痒　症

瘙痒症，是一种仅有皮肤瘙痒而无原发性皮损的皮肤病。全身性瘙痒症患者的瘙痒可开始即为全身性，或最初限于一处，继而扩展至全身，或痒无定处，常为阵发性且夜间为重；局限性瘙痒症表现为局部阵发性剧痒，好发于女阴、阴囊、肛周、小腿和头皮部位。情绪波动、温度变化、衣服摩擦等刺激可引起瘙痒发作或加重。搔抓可引起继发性皮损，后者包括条状抓痕、表皮剥蚀、血痂、色素沉着或减退，日久可呈湿疹样变和苔藓样变，还可继发各种皮肤感染如毛囊炎、疖、淋巴结炎等。此外尚可表现为烧灼、虫爬等感觉。特殊类型的全身瘙痒症包括：①老年性瘙痒症；②季节性瘙痒症；③水源性瘙痒症。

中医学认为本病属“痒风”、“痒症”范畴，多由于年老久病，血虚风燥，肌肤失养；或由于湿热内盛，邪蕴肌肤而致。

【经络辨证】“脾胀者，善哕，四肢烦悗，体重，不能胜衣，卧不安”，属足太阴脾经病候。

【经上一针】测一侧足太阴脾经三阴交段实测经脉线，针三阴交（左右三阴交交替针刺）。用泻法，针后通脉冲电，留针30min。

【辨证吸氧】留针同时用鼻塞法吸氧，3～5L/min。

【注意事项】忌食辛辣、腥味等刺激性食物，不要贴身穿着尼龙、化纤类衣物，忌用热水洗烫。

五、痤　　疮

痤疮，是一种累及毛囊皮脂腺的慢性炎症性皮肤病，好发于皮脂溢出部位，表现为粉刺、丘疹、脓疱、结节、囊肿及瘢痕等皮损。多累及15～30岁青年男女。好发于面颊、额部、其次是胸部、背部、及肩部等皮脂溢出部位。皮损初起为毛囊一致的圆锥形丘疹，早期皮脂凝积于皮脂腺开口处形成白头粉刺或黑头粉刺，白头粉刺(闭合性粉刺)中可挑挤出白色豆渣样物质，而黑头粉刺（开放性粉刺）内含脂栓，由皮脂氧化所致；病情稍重时形成炎性丘疹，顶端可有小脓疱；炎症继续发展，可形成大小不等的暗红色结节或囊肿，后者挤压时有波动感，经久不愈可形成脓肿，破溃后常形成窦道和瘢痕。皮损多对称性分布，常伴有皮脂溢出，以其中一、二种皮损为主。一般无自觉症状，炎症明显时可有疼痛。痤疮的病程慢，时轻时重，多数至青春期后逐渐缓解，少数患者至中年期方愈，可遗留色素沉着，肥厚性或萎缩性瘢痕。除寻常性痤疮外尚有特殊类型的痤疮：聚合型痤疮、暴发性痤疮、婴儿痤疮、月经前痤疮、化妆品痤疮。

中医学认为本病属“粉刺”、“面皰、“面瘔皰、“酒刺”、“粉花疮”、“肺风粉刺”等范畴。由饮食肥甘辛辣，积热生痰，气血凝滞而致，与肺、胃、肝等脏腑有关。

【经络辨证】“胃足阳明之脉：起于鼻之交頞中，旁纳太阳之脉，下循鼻外，入上齿中，还出挟口，环唇，下交承浆，却循颐后下廉，出大迎，循颊车，上耳前，过客主人，循发际，至额颅”，病变多在面颊与额部，应归足阳明胃经病候。

【经上一针】测一侧足阳明胃经足三里段实测经脉线，针足三里（左右足三里交替针刺）。用泻法，针后通脉冲电，留针30min。

【辨证吸氧】留针同时用鼻塞法吸氧，3～5L/min。

【注意事项】多吃蔬菜、瓜果，保持大便通畅；少吃脂肪、糖及辛辣食品；用中性肥皂洗涤面部。

六、脂溢性皮炎

脂溢性皮炎，又称脂溢性湿疹，系发生于头面及胸背等皮脂溢出部位的一种慢性炎症性皮肤病。皮损初起为毛囊性丘疹，渐扩大融合成暗红色斑，被覆油腻鳞屑或痂，可出现渗出、结痂和糜烂并呈湿疹样表现，伴有不同程度的瘙痒。严重者皮损泛发全身，皮损呈弥漫性潮红和显著脱屑，称为脂溢性红皮病。本病慢性过程，可反复发作。

中医学认为本病属"白屑风"、"面游风"范畴。初因内蕴湿热，外感风邪，风湿邪熏蒸，蕴结于皮肤；日久风热耗伤阴血，使血虚化燥，皮肤失养而成。

【经络辨证】"胃足阳明之脉：起于鼻之交頞中，旁纳太阳之脉，下循鼻外，入上齿中，还出挟口，环唇，下交承浆，却循颐后下廉，出大迎，循颊车，上耳前，过客主人，循发际，至额颅"，病变在头面，胃足阳明之脉循行该部位，故病候应属该经。

【经上一针】测一侧足阳明胃经足三里段实测经脉线，针足三里（足三里左右交替针刺）。用泻法，针后通脉冲电，留针30min。

【辨证吸氧】留针同时用鼻塞法吸氧，3～5L/min。

【注意事项】忌饮酒和辛辣刺激性食物。

七、酒　皶　鼻

酒皶鼻，是一种发生在颜面中部，以皮肤潮红、毛细血管扩张及丘疹、脓疱为表现的慢性皮肤病。多见于中年人，女性较多，但病情严重的常为男性患者。本病常并发痤疮及脂溢性皮炎，临床上可分为3期，但各期之间无明显界限，缓慢演变。

1. 红斑期　面中部（鼻部、两颊、前额、下颏等）发生对称性红斑，尤其在进食刺激性食物、外界温度突然改变及精神兴奋时更为明显，红斑初为暂时性，反复发作后持久不退并出现浅表树枝状毛细血管扩张，常伴毛囊扩大、皮脂溢出等。有时自觉灼热，持续数月至数年后加重。

2. 丘疹脓疱期　在红斑基础上成批出现针头至绿豆大小的丘疹、脓疱、结节，毛细血管扩张更为明显，鼻部、面颊部的毛囊口明显扩大。病情时重时轻，皮损常此起彼伏，可持续数年或更久。

3. 赘期　病程长久者，鼻部皮脂腺及结缔组织增生导致鼻尖肥大，形成大小不等的紫红色结节隆起（鼻赘），表面凹凸不平，毛囊口明显扩大，皮脂分泌旺盛，毛细血管显著扩张。

中医学认为本病属“酒皶鼻”、“赤鼻”、“红鼻子”、“鼻齇”、“酒齇鼻”。多由风热、积火上乘所致，亦可因风寒外束，血瘀凝结而成。与肺、脾、胃三脏腑有关。

【经络辨证】“大肠手阳明之脉：……还出挟口，交人中，左之右，右之左，上挟鼻孔”，手阳明大肠经循行至鼻部，病变在鼻部，故应归属手阳明大肠经病候。

【经上一针】测一侧手阳明大肠经手三里段实测经脉线，针手三里（左右手三里交替针刺）。用泻法，针后通脉冲电，留针30min。

【辨证吸氧】留针同时用鼻塞法吸氧，3～5L/min。

【注意事项】忌饮酒及辛辣食品；多食蔬菜水果，保持大便通畅。

第十二节　针 刺 麻 醉

一、前颅窝手术针麻

【经络辨证】“胃足阳明之脉：起于鼻之交頞中，旁纳太阳之脉，下循鼻外，入上齿中，还出挟口，环唇，下交承浆，却循颐后下廉，出大迎，循颊车，上耳前，过客主人，循发际，至额颅”，足阳明胃经循行至前额颅，故手术应取足阳明胃经进行。

【经上一针】测一侧足阳明胃经足三里段实测经脉线，针足三里（左右各选一针刺）。用泻法，术前20～30min针刺后通脉冲电，诱导进入麻醉状态，术中继续留针，直至手术完成才可起针。

【辨证吸氧】留针同时用鼻塞法吸氧，3～5L/min。

二、牙拔除术针麻

【经络辨证】“胃足阳明之脉：起于鼻之交頞中，旁纳太阳之脉，下循鼻外，入上齿中”，上牙为足阳明胃经循行径路；“起支者，从缺盆上颈，贯颊，入下齿中”，下齿为手阳明大肠经循行径路。

【经上一针】上牙拔除术测一侧足阳明胃经足三里段实测经脉线，针足三里；下牙拔除术测一侧手阳明大肠经手三里段实测经脉线，针手三里。均用泻，术前针麻诱导5～10min，通脉冲电。至手术完成起针。

三、甲状腺手术针麻

【经络辨证】“其支者，从缺盆上颈，贯颊”，颈部为手阳明大肠循行径路。

【经上一针】测一侧手阳明大肠经手三里段实测经脉线，针手三里。用泻法，通脉冲电，术前诱导20～30min，留针至手术完成。

【辨证吸氧】留针同时用鼻塞法吸氧，3～5L/min。

四、肺切除手术针麻

【经络辨证】“入缺盆，布膻中，散络心包，下膈，遍属三焦”，手少阳三焦经循行径路在胸部。

【经上一针】测手少阳三焦经一侧外关段实测经脉线，针外关。用泻法，通脉冲电，术前20～30min，进行诱导，留针至手术完成。

【辨证吸氧】留针同时用鼻塞法吸氧，3～5L/min。

五、剖宫产手术针麻

【经络辨证】“上膝股内前廉，入腹，属脾，络胃，上膈”，足太阴脾经循行径路为腹部。

【经上一针】测一侧足太阴脾经三阴交段实测经脉线，针三阴交。用泻法，通脉冲电，术前20～30min针刺麻醉诱导，手术完成后起针。

【辨证吸氧】留针同时用鼻塞法吸氧，3～5L/min。

主要参考书目

公元前·著者不详. 黄帝内经素问. 人民卫生出版社影印，1956

公元前·著者不详. 灵枢经. 人民卫生出版社影印，1956

马王堆汉墓帛书整理小组编. 五十二病方. 文物出版社，1979

公元前·著者不详. 难经. 医要集览六种，明刻本

汉·张机. 伤寒论. 明万历二十七年起开美校刊本

晋·王叔和. 脉经. 人民卫生出版社影印，1956

晋·皇甫谧. 针灸甲乙经. 人民卫生出版社影印，1956

晋·葛洪. 肘后备急方. 人民卫生出版社影印，1956

唐·孙思邈. 备急千金要方. 人民卫生出版社影印，1955

唐·孙思邈. 千金翼方. 人民卫生出版社影印，1955

唐·王寿. 外台秘要. 人民卫生出版社影印，1955

宋·王怀隐等. 太平圣惠方. 人民卫生出版社，1959

宋·王惟一. 铜人腧穴针灸图经. 人民卫生出版社影印，1956

宋·王执中. 针灸资生经. 元广勤堂刻本

宋·张杲. 医说. 明嘉靖癸卯（二十二年）张子立刻本

宋·刘昉. 幼幼新书. 明万历十四年陈履端刻本

元·王国瑞. 扁鹊神应针灸玉龙经. 商务印书馆影印四库全书本

元·滑寿. 十四经发挥. 上海卫生出版社，1956

明·刘纯. 医经小学. 明正统三年戊午陈氏刻黑口本

明·陈会. 神应经. 明刊黑口本

明·徐凤. 针灸大全. 人民卫生出版社，1958

明·危亦林. 世医得效方. 明初书林魏家刻本

明·张介宾. 景岳全书. 上海卫生出版社影印，1958

明·龚廷贤. 寿世保元. 上海科学技术出版社，1959

明·方贤. 奇效良方. 明成化太医院刊黑口本
明·高武. 针灸聚英. 上海科学技术出版社，1961
明·楼英. 医学纲目. 世界书局，1937
明·李梴. 医学入门. 明万历郁郁堂刊本
明·杨继洲. 针灸大成. 人民卫生出版社影印，1955
明·龚廷贤. 小儿推拿方脉活婴秘旨全书. 清康熙三十年文秀堂刊本
明·吴崑. 针方六集. 明万历程氏刻本
著者不详. 循经考穴编. 上海群联出版社影印，1955
明·张介宾. 类经图翼. 人民卫生出版社影印，1958
清·祁坤. 外科大成. 上海卫生出版社，1957
清·吴谦等. 医宗金鉴. 刺灸心法要诀. 人民卫生出版社影印，1957
清·李学川. 针灸逢源. 清同治十年吴县李嘉时河南补刻板
清·廖润鸿. 针灸集成. 人民卫生出版社影印，1956
日·丹波康赖. 医心方. 人民卫生出版社影印，1955
原昌克. 经穴汇编，丛桂亭刻本，文化四年版
中国针灸学研究社. 经外奇穴汇编. 中国针灸学研究社铅印本，1951
杨医亚. 近世针灸医学全书. 千顷堂书局，1954
承淡安. 中国针灸学. 人民卫生出版社，1955
许浚等. 东医宝鉴. 人民卫生出版社影印，1955
玉森贞助著. 杨医亚译. 针灸秘开. 上海卫生出版社，1956
中医研究院. 针灸学简编. 人民卫生出版社，1957
柯傅灏. 针灸经外奇穴治疗诀. 上海科学科技出版社，1958
代田文志著，承淡安译. 针灸真髓. 江苏人民出版社 1958
河北省卫生厅. 河北省中医中药展览会医药集锦. 河北人民出版社，1959
池澄清. 针灸孔穴及其疗法便览. 人民卫生出版社，1959
北京市针灸门诊部. 芒针疗法. 人民卫生出版社，1959
陈苎洲. 福州民间针灸经验录. 福建省中医研究所，1960
袁承晏，周永华. 针灸穴位小词典. 重庆人民出版社，1960

陆瘦燕等. 腧穴学概论. 上海科技出版社，1961

上海中医学院. 中医推拿学讲义. 人民卫生出版社，1961

全国中西医结合研究工作经验交流会议秘书处. 全国中西医结合研究工作经验交流会议资料选编. 人民卫生出版社，1961

王雅如. 脏腑图点穴法. 河北人民出版社，1962

郝金凯. 针灸经外奇穴图谱. 陕西人民出版社，1963

杨永璇，杨依方著述. 张怀霖整理. 针灸治验录. 上海科学科技出版社，1965

上海中医学院等. 赤脚医生手册. 上海科学技术出版社，1969

水炜. 英汉对照针刺研究与临床. 商务印书馆，香港版，1976

经络十讲编写组. 经络十讲. 上海人民出版社，1976

上海第一医学院华山医院. 新医疗法讲义（下册）. 人民卫生出版社，1977

临泉县中医药科学研究所. 胸穴指压疗法. 安徽人民出版社，1977

蓋国才. 穴位压痛辨病诊断法. 科学技术文献出版社，1978

杨兆钢. 芒针疗法. 天津科学技术出版社，1980

焦国瑞. 针灸临床经验辑要. 人民卫生出版社，1981

世界卫生组织. 经穴穴名标准化方案. 马尼拉，1988

祝总骧，郝金凯. 针灸经络生物物理学——中国第一大发明科学验证. 北京出版社，1989

中国中医研究院针灸研究所. 标准针灸经穴部位图谱. 中国标准出版社，1990

麻仲学. 国际针灸交流手册. 山东科学技术出版社，1992

赵昕，刘炜宏. 腧穴临证指要——国家标准《经穴部位》宣贯. 中国标准出版社，1994

杨建国，王育才. 常见疾病诊疗规范. 海天出版社，1997

聂绪发，严振国，严蔚. 临床应用表面解剖学. 上海科学技术出版社，1998

祝总骧，乔治贵. 三一二经络锻炼法（修订版）. 北京出版集团，2000

郭兰忠. 新编中医内科临床手册. 江西科学技术出版社，2000

黄龙祥等. 明正统仿宋针灸铜人鉴定与仿制. 中国针灸，2004，25（5）：357

张志愿. 口腔科学. 第6版. 人民卫生出版社，2004

田勇泉. 耳鼻咽喉－头颈外科学. 第6版. 人民卫生出版社，2004

惠延年. 眼科学. 第6版. 人民卫生出版社，2005

王维治. 神经病学. 第5版. 人民卫生出版社，2005

黄龙祥. 东京国立博物馆针灸铜人研究的突破与反思. 自然科学史研究，2005，24（1）：5

黄龙祥. 圣・圣彼得堡艾尔米塔什博物馆藏针灸铜人研究. 2005，35（2）：71

吴在德，吴肇汉. 外科学. 第6版. 人民卫生出版社，2005

陈杰. 妇产科学. 第6版. 人民卫生出版社，2005

陈灏珠. 实用内科学. 第12版. 人民卫生出版社，2005

杨锡强，易著文. 儿科学. 第6版. 人民卫生出版社，2006

张学军.皮肤性病学. 第6版. 人民卫生出版社，2006